中岡成文
NAKAOKA Narifumi

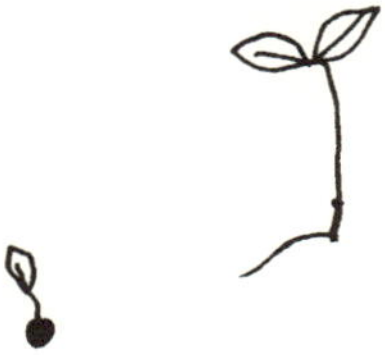

養生訓問答

ほんとうの「すこやかさ」とは

ぷねうま舎

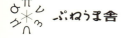

装画＝今村麻果
装丁＝桂川　潤

目次

春生の巻

夏長の巻

秋涼の巻

冬蔵の巻

貝原益軒アンソロジー

プロローグ　バトル・イン・養生カフェ

天地のよはひは、邵堯夫《しょうぎょうふ》〔宋代の哲学者〕の説に、十二万九千六百年を一元《いちげん》とし、今の世はすでに其半《なかば》に過たりとなん。前に六万年あり。後に六万年あり。人は万物の霊なり。天地とならび立《たち》て、三才と称すれども、人の命は百年にもみたず。天地の命長きにくらぶるに、千分の一にもたらず。天長く地久《ひさし》きを思ひ、人の命のみじかさをおもへば、ひとり愴然《そうぜん》としてなんだ下れり〔涙がこぼれてくる〕。かゝるみじかき命を持《もち》ながら、養生の道を行はずして、みじかき天年を弥《いよいよ》みじかくするはなんぞや。人の命は至りて重し。道にそむきて短くすべからず。

〔貝原益軒『養生訓 全現代語訳』巻第一・二三、伊藤友信訳、講談社学術文庫、一九八二年〕

本書は、「養生」をめぐる対話の形をとる。失われつつあるかに見える日本の季節感への思いを込め、春・夏・秋・冬の四つの巻に分けて、くらしと生き方、健康や環境などの問題を自分のこととして見つめてみたい。

日本で「養生」といえば、江戸時代の貝原益軒《かいばらえきけん》の『養生訓《ようじょうくん》』（一七一三年刊）を思い出さない人はいまい。ちょうど三〇〇年たった今でも版を重ねる名著と言っていい。益軒はご存じのとおり、儒学を修めた学者であり、医術の心得もあった。西洋哲学の研究者である私は、そのどちらの専門性も持ち合わせない。生活習慣病のことも、東洋医学もとくに調べたことはない。ほんとうは、「元気」というキーワード一つとっても、その歴史を知らずには語りたくないところだが、それもできない。したがって、養生「訓」の向こうを張って、人様《ひとさま》に「教える」ことなど、ない。私はただ、生活者として、自分の身体からのシグナルに多少は敏感で、食べ過ぎや酒を節制して、「長生き」したいと思う一人の生活者として、ここにいる。

人の身のわざ多し。その事をつとむるみちを術《じゅつ》と云《いう》。万《よろず》のわざつとめならふべき〔それぞれ学ぶべき〕術あり。其《その》術をしらざれば、其事をなしがたし。其内いたりて小にて、いやしき芸能も、皆其術をまなばず、其わざをならはざれば、其事をなし得がたし。たとへば蓑《みの》をつくり、笠をはるは至りてやすく、いやしき小なるわざ也といへども、其術をならはざれば、つくりがたし。いはんや、人の身は天地とならんで三才とす〔天・地・人。世界の三つの重要な働き〕。かく貴とき身を養ひ、いのちをたもつて長生するは、至りて大事なり。其術なくんばあるべからず。其術をまなばず、其事をならはずしては、などかなし得んや。

（巻第一・二五）

養生とは、不透明な時代、不透明な人生における、自分の手の届く範囲でのマイナー・コントロールといえるだろう。不透明な人生……。私たちは、遅かれ早かれ自分の健康のコントロールができなくなり、死の手に落ちる運命にある。それでも、最後までできるだけ充実して健康に生きたい。どうせコントロールはしきれないものを、できるだけコントロールしようと、涙ぐましい努力をしている。

不透明な時代……。養生などとのんきなことを言って、戦争でも起こったらどうするのか。そういえば、益軒も、江戸幕府の草創期の混乱が収まってしばらくたった、平和な時代に生きた。「養生」に専念するためには、環境が必要なのだろうか。個人の努力で寿命が延ばせる、平和な社会に恵まれる必要があるのだろうか。

養生を妨げる社会的要因は、戦争以外にも数かぎりなくある。大気汚染が深刻化している中国では、死者の五人に一人は大気汚染が原因で死んでいるという報道があった。社会福祉や公衆衛生があまり発達していない国では、少年少女たちは、「大人になるまで生きること」を夢としている。

健康や養生は個人の努力だけでは達成できない。それは確かだ。難病に取りつかれた人、不慮の事故で体の自由を失った人などは、養生という理念の「ゆるさ」をいらだたしく感じるかもしれない。また、日本の若い世代には、生まれながらにアトピー体質を持つ人が少なくない。つまり、アトピーに「生まれつく」のであり、生の出発点から、養生に関する一定の制約を与えられているということだ。アトピー体質の持ち主は、環境の悪化をカナリアのように先駆的に映し出す。

養生を追求することに大義はあるか。大義はないかもしれないし、必ずしもなくていいのだろう。健康には最上級はない。程度の比較はない。一人ひとりのかけがえのない健康があるだけだ。

益軒は、武士社会に生きる者として、いざというときに存分に命をかけるためにこそ、平時において身体をたいせつにするのだと、養生を正当化している。ともかく「一所懸命」になるということではないか。武士が戦場で「一所懸命」になったのとは、別の形で、私たち一人ひとりに、それぞれの「身」を守る戦い、「身」から拡がっていく戦いがあるのだと思う。充実した仕事をするためにも、たとえば「快食快便」がどれほどたいせつなことか、生活の実感では誰もが熟知しているのに、そのような「身」のことは公に語られない。「すこやかさ」を死守するということを、私たちの文明はもう少し真剣に考えてもいいのではないか。その戦いにかけられるものは、ただの自分かわいさではなく、個人の命と身体を超えるものではないのか。たしかにいろいろな人がいて、いろいろな健康のイメージ、生活スタイルを持ち、それをむりやりまとめ上げる必要はないだろうが、身体と心のすこやかさを信じ、どこかでその共通の価値を追求するのでないと、社会全体のすこやかさも失われていく。そのあたりを、あくまで対話の形で、さまざまな意見のぶつかりあいを通して、やんわりと示唆できれば、と著者は考えている。

ここで、本書の登場人物たちを紹介しよう。

まず、喫茶店「Kカフェ」のマスター。貝原益軒（K）の子孫で、そのためKカフェと名づけたといううわさがある。養生についてうんちくが深い。

それから、Kカフェに集まってくる常連客たちがいる。男性では、今郎《いまろう》さん。六〇歳くらいだろうか。健康維持に熱心な人。春の巻では、花粉症ではなをかみながら登場する。女性では、福子さん。四〇歳あまり。関西弁で毒のあることを言う。「そんなの年寄りの冷や水や！」という調子。それから、外国からの留学生で、クレシダさんもいる。三〇代の女性で、養生の歴史、とくに欧米や古代中世のことに詳しい。

これら中心となる四名以外にも、そのつど店に居合わせる客が発言することがある。夏は「広島弁のおいちゃん」、秋は「看護学生」である。

読者も、どうか、この人たちの養生対話に加わっていただきたい。

なお、『養生訓』からの引用は、貝原益軒『養生訓 全現代語訳』（伊藤友信訳、講談社学術文庫、一九八二年）により、たとえば、（巻第一・二三）のように、巻と伊藤訳による節の数字で示した。ただし、引用者の判断でルビを適宜加えたほか、誤記誤植などを訂正した所もある。

春生《しゅんしょう》の巻

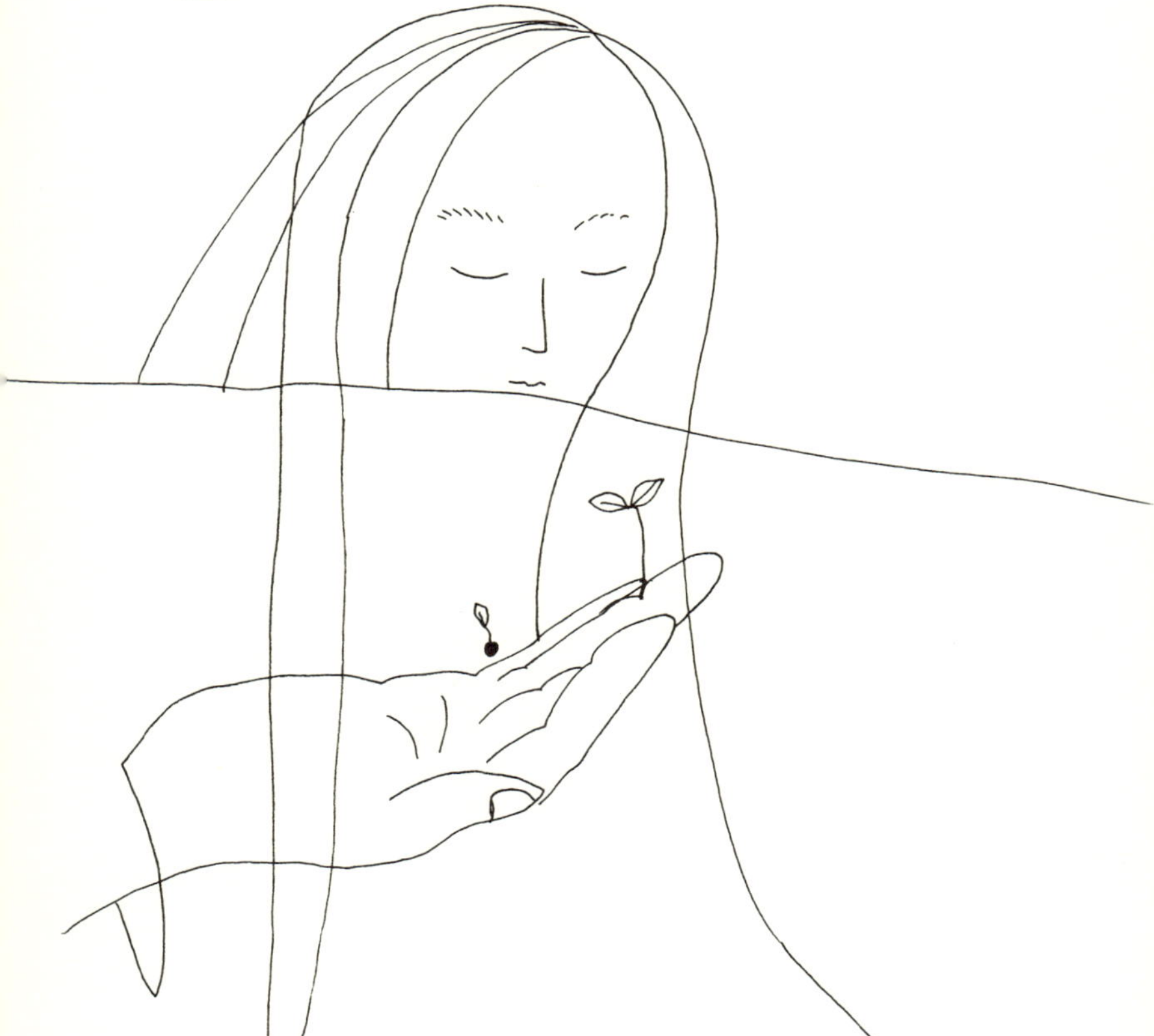

春は陽気発生し、冬の閉蔵《へいぞう》〔とざしたの〕にかはり、人の肌膚《きふ》和して〔肌をやわらかにし〕、表気《ひょうき》〔表面の気〕やうやく開く。然《しか》るに、余《よ》寒《かん》猶《なお》烈《はげ》しくして、風寒に感じやすし、つゝしんで、風寒にあたるべからず、感冒咳嗽《かんぼうがいそう》の患《うれい》〔風邪や咳の病気〕なからしむべし。草木の発生するも、余寒にいたみやすし。是を以て、人も余寒をおそるべし。時にしたがひ、身を運動し、陽気を助けめぐらして、〔気を〕発生せしむべし。

（巻第六・一二）

お茶は気をくだす？

（今郎《いまろう》、ややふらついた足どりで、Kカフェ前に登場）

今郎　ああ、ゆうべは花粉症で鼻が詰まって、あまり眠れなかった。スギ花粉が過ぎても、またヒノキ花粉ってか？　世の中全体がおかしいうえに、やっと訪れた春よ、おまえまで変調だ。それでと……はなをかむときは（と言いながら、Kカフェのドアを押す）、そっとやらんと……耳がおかしくなる。ちょっとした工夫だがね。

マスター　いらっしゃい！　モーニングつくりますか？

今郎　おはよう、ブレンドで……（あくびをする）いや、睡眠足りないんで、胃にこたえないように、アメリカンにしてもらおうか。桜の頃って、何か身体《からだ》が落ち着かんな。

マスター　春の陽気というけど、まだ中途半端なんですよね。貝原益軒も『養生訓』で述べてます。「春は陽気発生し、冬の閉蔵《へいぞう》にかはり、人の肌《き》膚《ふ》和《わ》して、表気《ひょうき》やうやく開く」（巻第六・一二）。冬は「閉じて」いた皮膚も、温かくなって開いてくるのだけれど、それが「余《よ》寒《かん》」に当たって風邪などひかないよう、用心しなければいけない、と。

今郎 そういえば、古来の季節語で、「春生《しゅんしょう》」とか「冬蔵《とうぞう》」とかいうのがあったね。わしの花粉症は、余寒とは違う原因だと思うが。ねえマスター、コーヒーが健康にいいとか、がんの予防効果があるとかいうけど、あれは信じられるかい？

茶、上代はなし、中世もろこし〔中国〕よりわたる。其後《その》、玩賞《がんしょう》して日用かくべからざる物とす。性冷にして気を下《くだ》し、眠をさます。……今の世、朝より夕まで、日々茶を多くのむ人多し。のみ習へばやぶれなきにや〔身体を痛めないのだろうか〕。冷物なれば一時に多くのむべからず。抹茶は用《もちい》る時にのぞんでは、炒《い》らず煮ず、故につよし。煎茶《せんじちゃ》は、用る時炒《いり》て煮る故、やはらかなり。故につねには、煎茶を服すべし。飯後に熱茶少《すこし》のんで食を消し、渇《かわき》をやむべし。塩を入《いれ》てのむべからず。腎《じん》をやぶる。空腹に茶を飲《のむ》べからず。脾胃《ひい》を損ず。濃茶《こいちゃ》は多く呑《のむ》べからず。発生《はっしょう》の気を損ず。

（巻第四・五四）

マスター　コーヒーではないけど、江戸時代の庶民もお茶は好んでいたようです。『養生訓』では、「飲食」が二つの巻に分けて説かれており、その下巻のほうに、「飲酒」と並んで、短いながら「飲茶」の項目があるんです。お茶には害もあるのに、いまの日本人の多くは、朝から晩までたくさんお茶を飲む。「しょっちゅう飲んでいる人は、慣れが生じて、(お茶の)害を受けなくなるのだろうか」といぶかしがりながら、抹茶のような強いタイプは避けて、食後に煎茶(お茶の葉を湯で煮出したもの)を飲むのが有効だ、そもそも空腹のときはお茶を飲むのを避けたほうがいい、と助言しています。では、飲茶のメリットは何かというと、やはり眠気をさますこと。ただ、私たちのようにカフェインの作用までは知らないから、茶の性質は「冷」であり、「気を下《くだ》す」ので、だから眠気をさますと説明するんですな。これは、お酒が「温」で、「気をのぼせ」、したがって「酔へばねむ」るのと対比されています(巻第四・五五)。

今郎　(少し皮肉っぽく)ありがとう、マスター。相変わらず、『養生訓』の生き字引だね。だけど、益軒さん、当たり前のことを言ってるだけじゃないの。お酒を飲むと、身体《からだ》が温まって、頭がぼーっとして、眠くなる——だから酒は気をのぼせるというのは、実感をそのまま表現したものとしてわかるが、お茶が気を下すというのはどうなのかな。（身体をのり出す）だいたい、「気」って何？　その気が「下る《さが》」というのは、どういう現象？　中国には気功というものがあるし、東洋医学では「気」を重視するみたいだけど。要するに、カフェインの興奮作用がまだ科学的に解明されていなかったので、それを「気」があがるとか、さがるとか、現象の上っ面を非科学的に、ただ常識的に説明していただけじゃないの。

素問《そもん》〔という医書〕に、怒れば気上《のぼ》る。喜べば気緩《ゆる》まる。悲《かな》しめば気消ゆ。恐るれば気めぐらず。寒ければ気とづ。暑ければ気泄《も》る。驚けば気乱る。労すれば気へる。思へば気結《むすぼお》るといへり。百病は皆気より生ず。病とは気やむ也〔気が病むのだ〕。故に養生の道は気を調《ととのう》るにあり。調ふるは気を和らぎ、平《たいらか》にする也。凡《およそ》気を養ふの道は、気をへらさゞると、ふさがざる〔循環をよくする〕にあり。気を和らげ、平《たいらか》にすれば、此二《このふたつ》のうれひなし。

（巻第二・四七）

マスター　はい、トーストとアメリカンどうぞ（今郎の前に置く）。そう、『養生訓』

には「気」という言葉が、あっちにもこっちにも出てきます。気をへらすとか、気がめぐるとか、気を養うとか、元気、精気、食気、胃の気……あと何だったかな。一覧表にしてみたことがあったんだけど。いつかお見せしましょう。でも、いま常識とおっしゃいましたが、専門用語より自分の感覚をしっかりと信じることって、たいせつだと思うんですよ。もっとも、「気」という言葉を多用するのは、益軒が儒教のなかでも朱子学の基本思想や漢方系の医学を受け入れているという背景もあります。気が上《のぼ》る、たとえば怒ってかーっとなると気が上るというのは、『素問《そもん》』という医書に書いてある、と益軒自身が解説しています。

今郎　はいはい、そうですか。ただね、常識で観察しているだけでは、お茶を飲むと覚醒《かくせい》作用があるのはわかっても、お茶が利尿《りにょう》作用とも結びつくことはうまく説明できないよ。目に見えないそういう因果関係を解明するのが、科学の働きですよ。益軒の時代にはできない相談だね。朱子学の、何だって、「理」と「気」の二元論というのも、およそ非科学的でしょう。「理」なんて、どこにもないし、実証できないもの。「気」のほうはもう少し経験に近く、日常的な接点が……。

福子　（入ってきて、大声で）おはようさんで〜す。公園の桜もだいたい散ったわねえ。朝からまたあきもせんで、よう二人で議論してはるわ。また養生の話ですか。マスター、私もコーヒーちょうだい。ああ、ねむ〜。

老いを養う

今郎　おや、あんたもわしみたいに、花粉症で睡眠不足なのかね。

福子　いえ、昨晩は実家に泊まってね、さきほど帰ってきたばかりなんやわ。おかあちゃんが独り暮らししてて、自分で食事をつくれへんうえ、食が細うて。（ため息をつく）ふだんは近くのコンビニでサンドイッチ買《こ》うてきて朝食すましてるんやて。こないだまでは、寒うて寒うて、コンビニ通《がよ》いも控えて家にこもってたらしいわ。年寄りは、いちど風邪をひくと咳がいつまでも長引くよってねえ。

今郎　サンドイッチ食べてるなら、栄養はだいじょうぶ、わしよりとれてるよ、お母さん。まあ、コンビニで買うと、食品添加物は入ってないかとか、細かいことはあるけど。

福子　はっ！　添加物やら気にしてたら、コンビニでもスーパーでも物を買えへんわ。神経衰弱になってまう。（マスターからコーヒーを受け取って）ああ、おおきに。それで、あれですか、マスターのお好きな益軒さんは、年を取った親については、何か言うてはんの？

養老　人の子となりては、其《その》おやを養ふ道をしらずんばあるべからず（知らないでよいはずはない）。其心を楽しましめ、其心にそむかず、いからしめず、うれへしめず。其時の寒暑にしたがひ、其居室と其祢所《ねどころ》をやすくし、其飲食を味よくして、まことを以て養ふべし。

（巻第八・一）

マスター　よくぞ聞いてくださった。「君に忠、親に孝」というのは儒教的な徳目の第一で、親の面倒を見ない子どもは不孝者のスタンプが押されますからね。『養生訓』の最後の巻には、「老いを養う」という冒頭の部分があります。「養老」と書いて、「老いを養う」と読みます。この本を出版したとき、益軒さん自身も八〇歳を越えるお年だったわけですが。だから、「老いを養う」の部分には、一つには、彼が自分自身の老いを観察して考えたこと、してほしいと思うことが書かれているし、二つ目には、彼が老人の処遇のされ方を見て感じたことも書かれていることになります。ケアする眼と、ケアされる眼と、こういう複眼性が益軒さんらしい。

福子　はあ、複眼性ねえ。ようわからんけど、さすが学者さんは違う。それにしてもや、「養生」（生を養う）に「養老」（老いを養う）かいな。念が入《い》ってますな。「養う」いう言葉は何かいじいじして、私あまり好きやないけど。養うとか養われるとか、へこへこ言《ゆ》うてんと、もっと前向きに、エネルギーばんばんで突っ走れへんのかいな。『養生訓』て、言うたら悪いけど、保守的なおじいちゃんのお題目ちゃうの？

マスター　いじいじとか、へこへこと言われても、益軒さんの時代は、昭和のように右肩上がりじゃなく、低成長というか、停滞型の時代だったみたいですし、ある程度保守的なのも仕方がないと思いますよ。

今郎　福子さんは面白いけど、ちょっと過激すぎるよ。最近は若い人だって、そら、ロハスとか、「もったいない」とか言って――ところでロハスってどんな意味だっけ？――、ゆったりと暮らしたがっているじゃないの。この頃のいわゆるゼロ成長の経済と関係あるのかもしらんけど、養生って老人だけの関心事じゃないと思うけどね、わしはもう老人だけどさ。人間が支え合うのはどんな時代でも、どんな年齢でも必要だし。

まずは「志」からケアする

マスター　私が益軒の高齢者ケア論で感心するのはね、「志《こころざし》を養う」という言葉なんですよ。これもさっきの「老いを養う」の件《くだり》なんですけど、子どもは親にこのように仕《つか》えるべきだと言っている。いや、福子さんは、「仕える」なんて好きじゃないだろうけど、私はけっこう豊かな言葉だと思うんだな、人により、使い方によっては。その箇所をちょっと読ませてもらいますよ。「老人は体気《たいき》よはし。是《これ》を養ふは大事なり。子たる者、つゝしんで心を用ひ、おろそかにすべからず。第一、心にそむかず、心を楽しましむべし。是《これ》志を養ふ也」（巻第八・八）、とね。

福子　老人は、何やて？「体気よはし」って、年寄が身体《からだ》弱いの当たり前でしょうが。いや、そうでもないか。意外と若い者が体力ないいうことも、あるもんなあ〜……。明治生まれの私のおばあちゃん、亡くなる直前まで畑に出てはったし……。おばあちゃんのしゃきっとした背中、思い出すわ。それが「志」と関係あるんかしら。そういえば、気骨《きこつ》いう言葉もあったよね。「体気」ていうのも、単なる体力のことやないかもしれんね。

マスター　「気」という言葉は、やはり意味が広いですね。ともかく、あれですよ、年取った親の「体気」は弱いので、それを養うことがたいせつだ、と。老人が自分で「養う」気になることが前提ですが、子どももそれを助けて、「養って」あげるべきだと言うんですね。「年老ては、さびしきをきらふ」（巻第八・一一）とも言っています。老人はさびしいのがよくない、と。だから、子どもとしては、昔話を聞いたり、最近のニュースを話題にしたり、しばしば話し相手になってあげて、親の心を慰めるのがよい、と。

福子　おお、耳が痛いわ。でも、私とこもやけど、現代では親と同居することからしてむつかしいやん。話し相手なんか、おいそれとなれへんよ。

今郎　あまり真《ま》に受けないほうがいいさ。道徳の授業を、昔は「修身《しゅうしん》」と言ってたの、知ってるだろう？　大正時代の修身の教科書を読むと、「親を安んずること」という章があって、それを教える教師用の指導書には、まさに貝原益軒の言葉が引用されている。戦前のイデオロギーに利用されたのさ。

マスター　私もその頃の教科書をちらっと見たけど、挿し絵つきで「冷水まさつ」や「深呼吸」を奨励していたのは、予想外でした。健康（健全さ）や勇敢さが、道徳の一部だった時代なのでしょう。（けろっとして）まあ、時代により、家族によって、事情はそれぞれ異なります。でも、基本は親をたいせつに扱う気持ちだと思うんです。益軒はこう言うんですよ——友だちや妻子とは喜んで長々とおしゃべりするくせに、親と差し向かいになることをうっとうしく思い、避けようとするのは、「悖徳《はいとく》」だし、「不孝の至《いたり》」だとね（巻第八・一二）。えらくきついでしょう。

今郎 へへ、それは、八〇歳を越えた益軒さんの願望というか、「欲望」を述べただけじゃないの。子どもたちに自分をやさしく扱ってほしい、やさしく扱えよという。言い換えれば、老人のエゴだよね。わしは違うね。わしは六〇歳になってるけど、自分のことは自分でやれてるし、もっと年取っても子どもに迷惑はかけたくないっ！

福子 （マスターと顔を見合わせ）あかんわ、「寂しい老人」になるまいと意地になってはる。こんな人がかえって、子どもに世話を焼かすことになるのやけど……。

今の世、老《おい》て子に養はるゝ人、わかき時より、かへっていかり多く、慾ふかくなりて、子をせめ、人をとがめて、晩節《ばんせつ》〔晩年の節度〕をたもたず、心をみだす人多し。つゝしみて、いかりと慾とをこらえ、晩節をたもち、物ごと

に堪忍《かんにん》ふかく、子の不孝をせめず、つねに楽みて残年《ざんねん》をおくるべし。（巻第八・五）

美食とは違う「精《くわ》しい」食を

マスター　今郎さんは食い意地が張ってるから、そこがいちばんやっかいかもしれませんね。『養生訓』は食べることについて事細かに語っていますが、老いた親に食べさせることについてはこう言ってますね。「又、口腹の養《やしない》におろそかなるべからず。酒食精《くわ》しく味よき物をすゝむべし。食の精しからざる、あらき物、味あしき物、性あしき物をすゝむべからず」（巻第八・八）、と。さっき言ったように、心理面で、親を「いからしめず、うれへしめず」、つまり腹を立てたり不安がったりすることのないよう、しっかりとケアしてあげなければいけないが、食事の面でも細かく気を配ってあげるべきだというのです。お酒でも食べ物でも、味のいい、「精《くわ》しい」ものを親に供するべきだ、と。

今郎　知識の点で「詳しい」というならわかるが、酒や料理の味が「精しい」って何なのかね。それに味が「あらい」とは？　醸造アルコールで水増しした日本酒や、ぱさぱさのハンバーガーみたいなものかな。それともソースをどぼどぼかけたトンカツとか、激辛のカレーとか？　このごろ激辛料理をうたい文句にする店が、バカみたいにあるものな。

マスター　「くはし」という言葉は、もともとは自然物の美しさ、とくに青柳《あおやぎ》や小《こ》楢《なら》の枝などの「精細な美」を意味し、女性にも使われたようです（『岩波古語辞典』）。食事についていえば、食べ味を考え、食べる人に配慮して、ていねいに調理されたという意味でしょう。益軒は、けっして美食を勧めているわけではない。ことに老人は消化器が弱いので、冷たいもの、固いもの、あぶらっこいもの、焦げて乾いたものは避けるべきだし、いくら美味でも、味にくせのあるものは多食すべきではないと述べています（巻第八・一〇）。他方、「あらし」は、「粗し」と書くのかな。精細の反対で、「粗雑で心が行きとどかない」ことでしょう。

今郎　たしかに、食に関して「あらい」、無神経な態度ってあるよね。評判をとって「行列ができる」もの、規格化されたものは、表面は小ぎれいでも、その本質は「あらい」と言わざるをえないことが多い。かりにつくり手が良心的なものを提供していても、客がネットかなんかで調べて、がーっと押しかけて、「あらい」態度で消費していたのでは、粗雑さがつくり手に伝染してしまうような気がするね。

福子 それに、規格化に反対しているからって、安心でけへんよ。私の友達でも、白米やめて玄米に変えたほうが健康にええいう人もおれば、あかんあかん、農薬が玄米の外殻にたまるので、玄米食は危険やいう反対派もおって、大ゲンカになってたわ。玄米食の味方のなかにも、玄米食をあまり長く続けると人体に必要なミネラルが失われて危険やいう意見の人もおるしね。要は、ええとか悪いとか、一方的に決めつけないことやろね。

一切の食物の内、園菜《そののな》、極めて穢《けがら》はし。其《その》根葉に久しくそみ入《いり》たる糞汚《ふんお》、にはかに去《さり》がたし、水桶を定め置《おき》、水を多く入《いれ》て菜をひたし、上におもりをおき、一夜か一日か、つけ置《おき》取出し、刷子《はけ》を以てその根葉茎をすり洗ひ、清くして食すべし。

（巻第四・四三）

マスター 農薬といえば、江戸時代にはそんなものなかったわけですよ。化学肥料もなくて、肥やしといえば下肥《しもごえ》、つまり人糞《じんぷん》だった。そういえば、『養生訓』にいわく、「園《その》の菜《な》」――つまり畑にできる野菜ですかな――は根や葉まで人糞が染み込んでどうしようもなく汚いので、一昼夜水に漬けておくとかして、徹底的に「清く」しないと食べてはならない、と。そりゃ、うんちまみれの野菜なんて、誰も食べたくないよね。

今郎 だけど、化学肥料まみれ、農薬まみれのいまの野菜と比べて、健康の点でどちらが悪影響が少ないかだな。そういう人工的な手段でざっくりと高収量を狙うのが現代農業だとするなら、現代農業も「あらい」し、その「製品」を食べさせられるわしたちはかわいそうなもんだよ。一昼夜手を加えれば、きれいな野菜を食べられた江戸時代のほうが、まだ「養生」に有利だったんじゃないか？

天地万物の「元気」に参加する

福子 野菜を水につけとくだけで、寄生虫とか取れるんかしら？　疑問やわ。それに、江戸時代やと、こわい伝染病もあったでしょう。ぜったい私はいまの時代に生まれてよかった思うわ。とにかく、益軒さんはあれやね、老人に何をどんなふうに食べさせるか、よう心を砕いて考えてはったいうわけでしょ。

マスター　福子さんがおっしゃるように、近代の衛生学の観念は江戸時代に現れてないでしょうし、栄養学もまだないでしょうね。そもそも人間が生きていくために必要なエネルギーは内側にあるのであって、ものを食べてエネルギーを外から取り入れるのは、付け足しなんですよ、益軒にとって。「元気」を減らさないで、むしろそれを「養う」というのが、基本的な発想です。そして、元気はもともと個人に限定されるものではなく、天地万物を生み出したおおもとの「気」なんですね。「人の元気は、もと是《これ》天地の万物を生ずる気なり」（巻第一・八）と書いています。人間の身体《からだ》も、もとはこの「元気」から生まれたのだけれども、生き続けるためには、その元気を飲食、衣服、住居などの「外物」の助けで養ってあげる必要がある、というわけです。「飲食上」の冒頭でも、「人の身は元気を天地にうけて生ずれ共《ども》、飲食の養《やしない》なければ、元気うゑて（飢えてなくなり）命をたもちがたし」（巻第三・一）と、私たちの生存にとって飲食による「養い」の不可欠であるむねを述べています。

今郎　いやはや、聞いていると、ますます非科学的な説という印象を強くするね。元気が天地万物のおおもとだなどと、お題目を唱えて、それが健康維持や長寿に役立つかね？　人間が生きていくために飲食が必要なことなど、教えてもらわなくても、子どもだって知ってるよ。

マスター　そうかもしれませんが、現代人が病気になったら当然のようにやっている服薬についてはどうでしょう。そうでなくても、栄養サプリというのもありますね。私たちはどこかで無理を重ね、その補いを薬やサプリでつけようとする。それに対して、益軒は、過度に食べたり飲んだり、セックスしたりするのでは、元気はどんどん減ってしまうと警告しています。「もし飲食色慾の慎《つつし》みなくば、日々補薬を服し、朝夕食補をなすとも、益なかるべし」（巻第一・九）、と。わかりますよね？　毎日薬を飲み、朝夕食事をとっても——益軒の時代は一日二食がふつうだったようです——、「慎み」を守らなければ意味はないんです。現代医療とか福祉制度の大船に乗っかって安心しているのではなく、一人ひとりが自己防衛に努めてこそ、養生なんです。

古語に、常作病想〔「常に病想《やまいそう》を作《な》す」という〕。云意《いうこころ》は〔その意味は〕、無病の時〔病いなく健康なとき〕、病ある日のくるしみを常に思ひやりて、風寒暑湿の外邪《がいじゃ》をふせぎ、酒食好色の内欲を節にし〔内なる欲を自制し〕、身体の起臥動静をつゝしめば病なし。……

無病の時、慎《つつしみ》ありて、恣《ほしいまま》ならざれば、病生ぜず。是《これ》病おこりて、良薬を服し、鍼灸《はりきゅう》をするにまされり。（巻第六・一）

福子　そら、私言《ゆ》うたやん、益軒さんの「養生」て、道徳っぽくて、辛気《しんき》くさいわ。あれするな、これするな、「慎め」やて。――でも、そういえば、「辛気」いうのも何かの「気」やろか。「気」の話は、もう少し聞いたってもええなあ。日本語にはしょっちゅう出てくるものね。――マスター、私、コーヒーゼリーもらうわ。

「元気」をふやすべし――傾向と対策

マスター　（福子に）はい、コーヒーゼリー、自家製ミントを添えてます。――要は、少食の習慣をつけるのがいちばんたいせつなんですね、益軒にとって。あぶらっこいものはよくないとか、食べる物のバランスにも言及はしていますが。さっき、「精《くわ》しい」食事のことを言いかけて、話が途中になりましたが、老人にとってそれはとくに重要になります。すでに中国の元の時代から、「衰老《すいろう》の人、あらき物、多くくらふべからず。精しき物を少《すこし》くらふべし」（巻第八・二〇）、つまり高齢で体力の弱った人は、「精しい」食物を少量とるのがよいと言われていたらしいですね。福子さんがせっかく興味を示してくださったので、「気」のことを付け加えると、益軒はこう書いていています。「老ては、脾胃《ひい》の気《き》衰《おとろ》へよはくなる。食すくなきに宜し。多食するは危し。老人の頓死《とんし》するは、十に九は皆食傷《しょくしょう》なり。わかくして、脾胃つよき時にならひて、食過《すぎ》れば、消化しがたく、元気ふさがり、病おこりて死す」（巻第八・一九）。わかります？

福子 年取ったら、「脾胃の気」が衰えて弱くなる――いうのは要するに、現代でいえば、胃とか他の消化器官の働きが鈍くなるいうことやろね。

マスター もっとも、現代医学でいう胃や脾臓とは正確に対応しないみたいですけど。

福子 とにかく、そういうのも、内臓の「気」で説明するところが、やっぱり昔やな。何にせよ、お勧めは、年をとると食べる量を少なくするほうがいい、と。そうでないと「食傷」を起こして、「頓死」する、と。

今郎 「食傷」って、現代の用法だと、「食べ飽きる」ことを意味するじゃない。「食傷気味」とか言って。だけど、もともとは、「食中毒」や「食あたり」のことだったんだね。食べ過ぎると食中毒を起こすというのは、だけど、いまから見ると変なりくつだわ。食中毒は病原菌がいて起こるわけでしょ。ただの食べ過ぎや、胃の「気」の問題じゃない。

マスター　それはそうだけど、もともと菌はどこにでもいるわけで、それがどの程度にふえて、どういう条件を満たせば「食中毒」という状態になるのか、考えてみたらけっこうむずかしい問題なわけですよ。同じものを食べて、食中毒になる人と、平気な人とがいるわけですからね。本人の抵抗力とか免疫力とかいわれるものが、昔の人のいう「気」に当たるかもしれませんね。そのへんは現代医学でも解明できてないんじゃないですか。

福子　「気」のテーマは現代にも通用するいうお説ですか。どうなんやろねえ。

マスター　益軒は、――どうもこの話ばかりですみませんが――養生を妨げる方向性には大きく二つあると考えています。どちらも、私たちが天地父母から受け継いだ内なる「気」、つまり「元気」に関係するんですがね。すなわち、「元気をへらす」ことと、「元気を滞《とどこお》らしむる」こと、この二つが養生に反する行いだ、と彼は言うんです。

養生の害二《ふたつ》あり。元気をへらす一なり。元気を滞《とどこお》らしむる二也。飲食、色慾、労動を過《すご》せば、元気やぶれてへる。飲食、安逸、睡眠を過せば、滞りてふさがる。耗《へる》と滞ると、皆元気をそこなふ。（巻第一・一三）

福子　元気をへらすのもいかんし、元気が滞るのもよくないって？　しぶちんな人やから、「元気をへらす」のをいやがるんは、すぐわかります。まあ、私かてねえ、いくら親のため実家にとはいえ、泊りがけでよそ行って朝はように帰ってくるのは、元気をへらしてるいう実感があって、いやですわ。

今郎　実感には合ってるかもしらんが、非科学的ではしょうがない。元気なんてものが客観的に存在して、計測できるわけじゃないもの。――まあ、それは大目に見るとして、せめて逆に、元気をふやすという攻撃的な発想は、江戸時代にはないんだろうか。

マスター　それがやっぱり、前にも言いましたが、経済が長期的に停滞する社会の特徴なんでしょうか、「ふやす」という発想はどうも基本的に出てこないようです。

ただし、全体のエネルギー量がふえはしないけれども、回転させることはできるし、回転させなければよどんでしまう。それが、二番目の、「元気を滞らしむる」ことなかれ、という戒《いまし》めに表現されているわけです。わかりやすいところでいえば、食後、「食気」が消化されないままじっとすわりこんでいると、滞って病気になるので、食後は軽く散歩をしなさいと言うんですな。このように、気が滞ると病気になるという警戒心はとても強くて、「気血《きけつ》よく流行《りゅうこう》して滞らざれば、気つよくして病なし。気血流行せざれば、病となる」（巻第一・三三）、と。人間の身体のエネルギーは、ふえはしないけれども、停滞せずにちゃんと勢いよく回転していれば、病気にならない。

今郎　「流行」って、いまはファッションなんかのはやりすたりの意味にしか使わないけど、昔は回転・流通の意味で使ったんだね。（皮肉っぽく）それに、「気がつよく」なれば病気にならないというりくつも、たいへん勉強になるよ。

マスター　とにかく、気がたまるとよくないと考えたんですね。気が身体の上のほうにたまると、頭痛やめまいが起こるし、真ん中あたりにたまると心臓やおなかが痛くなるし、下のほうにたまると、腰痛、脚気《かっけ》、痔《じ》などになる、と。腰痛も脚気も痔も、全部同じ原因で説明しているのは、現代医学的にはびっくりでしょうけど。

福子　それもあるけど、私はやっぱり益軒さんのやたら倹約的なところが、いや！　人間のエネルギーいうのなら、欲を持つことかて、すごくたいせつなエネルギー源や思います。老人かて、老人ホーム入ってぼけーっとしてたら、かえって早死にしますよ。何か生きがいとか、やりがいとか、持たさないと。江戸時代でも同じや思うけどな。益軒さん、自分は八〇歳過ぎても、著述とかに励んで、ばりばり生きてたくせに、世の中の老人は「気をへらさない」ような消極的な生き方をしてればよろしいなんて、矛盾してるのと違う？

マスター　う〜ん、個人的な生き方としてはそうかもしれないけど、養生の理論家としては、益軒はまさに福子さんのいうしぶちん、吝嗇《りんしょく》なんですよ。「気を養ふに嗇《しょく》の字を用ゆべし。……嗇はおしむ也。元気をおしみて費やさゞる也。たとへば吝嗇《りんしょく》なる人の、財多く余《あまり》あれども、おしみて人にあたへざるが如くなるべし。気をおしめば元気へらずして長命なり」（巻第二・三三）、と堂々と宣言していますからね。

福子　うわ〜、やっぱりいやなエゴイストや！　大金持ちが財産を惜しんで他人に分け与えないように、元気も出し惜しみしなさい、そうすれば長生きできます、言うてるわけやろ？

マスター　益軒が言いたいのは、「元気」というのはそれほどたいせつな財産（希少財？）だということなんですよ。さっきも言いましたけど、朱子学においても、益軒さんにとっても、元気とは個人のものではなく、天地万物をめぐっているものです。いわば公共の基本財なんですよ。だから、それを使い惜しむ吝嗇って、必ずしもエゴイズムじゃないと思うけどなあ。この頃日本で再評価され、世界的にも注目されている、「もったいない」の伝統の精神につながるんじゃないでしょうか。

ステレオタイプな「衛生」

今郎　わしの母親もしょっちゅう「もったいない」、「もったいない」と言ってたなあ。わしが小さい頃は、靴下につぎを当てて、たいせつにはき続けるのは、ふつうのことだったよ。日本の戦後の高度経済成長期の途中までは、そんな「貧しさ」がまだそのへんにあった。――で、話をちょっと戻していいだろうか。さっき下肥《しもごえ》と化学肥料の比較をしたとき、福子さんは、いまの時代に生まれてきてよかったと喜んでたね。それは、時代の色にしっかり染められた、素朴な衛生観だと思うんだな。「おしっこ」や「うんこ」は汚くて、非衛生的だと決めつけ、そういったものを効率的に排除できれば衛生的だと思うのは、あまりに現代人のステレオタイプじゃないかしら。ある人から、イギリス留学のときの話を聞いた。その人が下宿した先のおばさんは、キャベツをじゃぶじゃぶ洗剤で洗って、それをすすがないまま切って、下宿の食事に出すんだそうだ。

福子　うわ、信じられへん！　洗剤がついたままの野菜なんて、食べられへんやん！

（クレシダ入ってくる）

マスター　おや、クレシダさん、いらっしゃい。（今郎と福子に向かって）クレシダを紹介しましょう。アメリカから、肥満症《メタボ》のことを研究しにきている留学生です。

クレシダ　こんにちは！　私はクレシダといいます。よろしくお願いします。（席に座って、マスターに）カフェラテをください。

福子　アメリカからきはったん？　日本語じょうずやねえ。教えてほしいのやけど、アメリカの人も、キャベツを洗剤で洗ったら、水ですすがずに食べはるんかしら？

クレシダ　ああ、食器の洗剤ですね。よく言われます。洗剤で洗ったら、きれい思います。ついでに、おなかのなかもきれいにするでしょう。

今郎　いや、それはどうだろう。食器の油汚れとかを落としてくれる分、毒性があるのじゃないか。それをちゃんとすすがないまま使いまわすのは、日本人から見ると、「きれい」を勘違いしてると思うけどね。——でも、日本人も消毒薬については、似たような間違いをしてるよ。消毒薬は皮膚を傷《いた》めるので、いったん消毒したら、その箇所を洗い流す必要があるのに、消毒薬を塗るだけで安心して、そのままほっとくんだな。

マスター　衛生を守るために、洗剤とか消毒薬とかの文明の利器に頼りすぎて、自分の判断をおろそかにしているということでしょうね。（クレシダに）はい、ご注文のカフェラテです。そういえば、衛生と養生、言葉としてよく似てますね。生を衛《まも》るのと、生を養うのと。益軒さんのいう養生はどちらかというと守りの要素が多く、その点では衛生に近いのかな。ただし、身体を何から「まもる」かという点で、近代医学にもとづく「衛生」とは前提が異なるのでしょう。

クレシダ　貝原益軒の話をしているんですか？　私もたいへん興味あります。私は肥満症《メタボ》の研究をしに日本にきています。肥満症の多くは生活習慣の問題です。そして、益軒もだいたい生活習慣のことを取り上げています。彼は、「養生の道は、病なき時つゝしむにあり。病発《おこ》りて後、薬を用ひ、針灸《しんきゅう》を以《もって》病をせむるは養生の末なり。本《もと》をつとむべし」（巻第一・九）と言っています。

マスター　クレシダさんには負ける。昔の日本語までわかるんだから。ともかく、「養生の道は、病なき時つゝしむにあり」って、単純で当たり前だけど、名言ですね。病気になる前に節制して、予防せよ、と。病気になってから、あわてて薬を服用したり、鍼《はり》や灸《きゅう》に頼ったりして、病気を治そうとするのは、養生の仕方としては本筋ではない、と。

薬は下策

凡《およそ》薬と鍼灸《しんきゅう》を用《もちい》るは、やむ事を得ざる下策なり。飲食、色慾を慎しみ、起臥を時にして〔規則正しく寝起きして〕、養生をよくすれば病なし。……薬は皆気の偏《かたより》なり。参芪朮甘《じんぎじゅつかん》〔薬用人参〕の上薬といへども、其《その》病に応ぜざれば害あり。況《いわんや》中下の薬は、元気を損じ他病を生ず。

（巻第一・一五）

クレシダ　そのとおりです。益軒は、こうも言っています。「薬と鍼灸を用るは、やむ事を得ざる下策なり」。この文は説明の必要がありません。それで、なぜ薬に頼るのが「下策」なのでしょうかというと、薬はみな「気の偏」だからです。「上薬」、つまり薬のうちでも良いものを使ったとしても、「其病に応ぜざれば害あり」、つまりそれぞれの病気にちゃんと合ったものでないと、かえって悪い影響を及ぼします。まして、中や下の薬になると、「元気を損じ他病を生ず」、つまり「元気」を損なって、治るどころか、他の病気さえ招き寄せるというのです。

今郎　おやおや、すっかりマスターのお株を奪う名調子だね。そう聞くと、薬の弊害についての益軒の説は、まあ説得力があるようだ。ホメオスタシスというのかな、せっかく人間の身体には生理的バランスがあるのに、それを薬は乱してしまう。そこを察知して「気の偏」と表現したのは、なかなかだと認めるよ。

マスター　よし、私も益軒ファンの一人として、がんばろう。薬の助けを借りて食べ物を消化することは、江戸時代もやっていたみたいですが、それを益軒は批判してるんです。「食過《すぎ》たるとて薬を用ひて消化すれば、胃気、薬力のつよきにうたれて、生発の和気《わき》をそこなふ。おしむべし」（巻第三・七）、とね。食べ過ぎたからといって、消化薬の助けを借りると、「胃の気」が薬の強い力にダメージを受けて、もともとっていた穏やかな統合力とでもいうんでしょうか、「和気」を失ってしまうというんですね。だから、薬を飲みすぎてはいけない、と。

福子　「和気」って、「和気あいあい」いうあれかいな。昔の言葉で言われると、正しいような気がしてくるのは不思議やね。胃が「和気あいあい」いうの、面白くてかわいいわ〜。（何か言いたそうなマスターをしり目に）そういえば、私の中学のときの物理の先生《せんせ》、お昼ごはんのあとは、いつでもすぐに消化薬を飲んで、本を読んではった。食事がこなれる時間も惜しんで、勉強をしたいいうことやろね。

今郎　毎食、薬で消化するのかね？　それは、合理的を通り越して、やりすぎでしょう。そんなことしていると、胃とか消化器が退化しないかしら。「和気」というべきかどうか知らないが、消化という一つの機能だけ追求すると、胃のほかの働きや消化器全体のバランスが影響を受けそうなことは確かだな……。「穏やかな統合力」というマスターの解釈は、いい線いってるかもしれないね。

呼吸は人の鼻よりつねに出入る息《いき》也。呼《こ》は出る息也。内気をはく也。吸《きゅう》は入る息なり。外気をすふ也。呼吸は人の生気也。呼吸なければ死す。人の腹の気は天地の気と同《おなじ》くして、内外相通ず。人の天地の気の中にあるは、魚の水中にあるが如し。魚の腹中の水も外の水と出入して同じ。人の腹中にある気も天地の気と同じ。されども腹中の気は臓腑《ぞうふ》にありて、ふるくけがる。天地の気は新くして清し。時々鼻より外気を多く吸入《すいいる》べし。吸入ところの気、腹中に多くたまりたるとき、口中より少《すこし》づつしづかに吐き出すべし。あらく早くはき出すべからず。是《これ》ふるくけがれたる気をはき出して、新しき清き気を吸入《すいいる》る也。新《あたらしき》とふるきと、かゆる也。

（巻第二・六一）

マスター　あははあ、めずらしく、今郎さんからおほめにあずかりました。そうなんですよ、「気」の理論は、現代医学や科学の目から見ると、取りとめなくて、それこそ「気」が利かないけど、それは仕方がない。だって、益軒さんにしても、医学者や科学者がはりきって研究する、病気のメカニズムや異常な現象を取り上げているわけではなくて、日常生活の過ごし方について、庶民の理解できるレベルで庶民に助言を与えたくて、そのために「気」の理論を説明に使っているんですから。いまのように映像医療で身体のなかの病変を探ったり、それをもとに手術をしたりできるような技術レベルは持っていないんです、江戸時代は。いわばブラックボックス――注意せずに使っているけど、中身のわからないもの――だったんですよね、人間の身体《からだ》って。だから、「気」という目に見えないものを説明原理に使って、気が上がればあそこが病み、気が下がればここが具合悪くなると……。

あと、ちょっと付け加えておくと、益軒が「胃の気」というのは、必ずしも消化の機能に限定されないんです。「胃の気とは元気の別名《べつみょう》なり。……病甚《はなはだ》しくしても、胃の気ある人は生く」（巻第二・二三）という言い方をしているんで、もっと身体全体の活力を代表するものですね。また、「気」という言葉をアバウトに使ってるって、今郎さんは怒るでしょうが。

気と体液――それぞれの形而上学

クレシダ　あの～ですね、ヨーロッパにも「気」に似た考え方はあります。古代ギリシアの医聖と呼ばれるヒポクラテスが「四体液」の説を唱え、古代ローマのガレノスの医学に受け継がれました。体質や健康・病気に関する多くの現象を、血液、粘液、胆汁《たんじゅう》などの組み合わせで説明するわけですね。私がたまたまミシェル・フーコーの『自己への配慮』（性の歴史3、田村俶訳、新潮社、一九八七年）という本を読んでいると、東洋の養生論に近い、古代ヨーロッパの自己ケアの思想のことが書いてありました。古代ローマのアテナイオスという人は、「生涯にわたって、自分が自らの健康相談役となることができるために、若いころ充分な知識を手に入れておかなければならない」と忠告していたそうです。そのアテナイオス（紀元二〇〇年頃。『食卓の賢人たち』で知られるギリシアの作家・文法家）が、冬に向かう季節の食事としてたいせつなのは、「身体のもろもろの局部を温めることができ、寒さで固まって濃くなった体液を溶かすことができる」食事を選ぶことだ、と述べているそうです。

今郎　ほお、なるほどね、寒いときは身体を温める食事をとりなさい、と。それは当然すぎる忠告だけど、それに伴うりくつが面白いわけだな——「体液」が寒さで固まり、濃くなる傾向があるので、それを温かい食事で「溶かし」なさいというわけか。東洋の「気」の形而上学に対する、西洋の体液の形而上学というところだね。体液も気と同様、目には見えないものだから。

マスター　寒いときは鍋物がいい。温かい食べ物が身体のなかに入ると、ほっとして、身体が活性化する。これは誰もが経験し、納得することですね。それを「体液」が溶けることで説明するのが、体液の形而上学だ、と。

今郎　古代ローマ人は鍋物なんか食べたかな？　ともかくだ、やっぱり体液の形而上学が西洋らしくて、「気」の形而上学と違うのは、それが個人に限定される点じゃないかな。体液が「天地万物」に拡がっているなんて、誰も想像しないでしょう。それに対して、東洋の気はもっと全体論的《ホーリスティック》なんだよな。

福子　なんやの、そのホーリ……、「全体論」いうのは？　あんまりむずかしい言葉を使わんといて。

今郎　いや、だからさ、さっきマスターが言ってたみたいに、『養生訓』では、「人の元気は、もと是《これ》天地の万物を生ずる気なり」（巻第一・八）とかいって、人間一人ひとりの元気は天地のおおもとからくるとされていたよね。そういう「全体」が先にあって、個別の現象も全体との関係で説明される——それが全体論的な考え方だ。その点、西洋はやっぱり個人主義が強いんじゃないか。

クレシダ　おお、けれども、西洋にも全体論の考えはありま〜す。個人がすべてではありませ〜ん。昔はとくにそうでした。あ、それと、西洋の昔の医学にも、ある種の「気」の理論はありました。沼や湿地から悪い空気が発生します。「瘴気《しょうき》」言いますね。人がその空気を吸います。その人の体液のバランスが崩れて、病気になります。マラリアはそれが原因だと思われていました。コレラやペストなどの恐ろしい流行病もそうで〜す。

自然や社会にも「気」がめぐっているか

マスター　ともかく、個人の健康、すこやかさと天地自然や社会の健全さを一体に捉えるのは、やはり東洋の養生論の特徴で、「全体論的」と言えるんでしょうね。益軒に言わせれば、「陰陽《いんよう》の気天《きてん》にあつて流行《りゅうこう》して滞《とどこお》らざれば、四時《しじ》よく行はれ、百物《ひゃくぶつ》よく生《な》る」（巻第一・三三）、となります。天の「気」がうまくめぐっていれば、四季が折り目正しく移り変わって、農作物などもよく実る。ところが、その「気」がかたよって、滞ってしまうと、「冬あたゝかに夏さむく、大風大雨の変ありて、凶害をなせり」（同）、つまり暖冬や冷夏という異変が生じて、暴風雨のために人が死んだりする。

福子　いまの日本がまさにそうや！

マスター　人体においても同じで、「気血《きけつ》よく流行して滞らざれば、気つよくして病なし。気血流行せざれば、病となる」(同)。つまり気や血がめぐっていれば、気が「つよく」なるので病気が起こらない、というんですね。人体というミクロコスモス＝小宇宙を、自然というマクロコスモス＝大宇宙と類比的に捉えている。

今郎　だからさ、そんなふうに個人の生理的問題と、天地宇宙の物理的問題とをごっちゃにするなと、わしはさっきから言っておるわけ！　ミクロとマクロと言ったって、人体と宇宙とはまったく別次元でしょ。そりゃあたしかに、わしはいま花粉症にかかっているし、江戸時代には花粉症はなかった。個人の健康とか病気が自然環境と関連することは、否定できない。しかし、それはただ、現代では残念ながらスギとかヒノキとかブタクサとかの花粉が異常に飛び交っているという原因に帰することができ、そういうメカニズムで花粉症が起こると科学的に説明できるわけだよ。クレシダさんがさっき言ってた「瘴気《しょうき》」だって、東洋の「気」とはかなり違う。だって、瘴気がある場所、たとえば沼や湿地とか、その感染の経路とかを特定しようという意欲は見られるから。それって、医学的・科学的な思考のめばえとも言えるよね。

福子　瘴気たらいう、けったいなものはおいといてやな、スギやヒノキは昔からあったわけやし、山のなかに住んでいる人は花粉を吸い込む機会も多かったけど、それだけで花粉症になるんかいう話やわ、なあ？　花粉症はアレルギーの一種で、免疫の過剰反応やて、どこかで読んだで。

マスター　そう、花粉はたしかに抗原《こうげん》というか、引き金になるからこそ、「花粉症」と呼ぶわけですよね。でも、逆にいくら花粉を吸い込んでも、発症しないときは発症しない。けっきょく、花粉症も一種の文明病でしょう。都会化とか食生活の変化などで、私たちの身体とメンタルな面とが影響を受けて出てきた、多くのアレルギー症状の一つなんですから。

養生の術は、つとむべき事をよくつとめて、身をうごかし、気をめぐらすをよしとす。つとむべき事をつとめずして、臥《ふ》す事をこのみ、身をやすめ、おこたりて動かさゞるは、甚《はなはだ》養生に害あり。久しく安坐し、身をうごかさゞれば、元気めぐらず、食気とゞこほりて、病おこる。……四民《しみん》ともに我が家事をよくつとめておこたらず。士《さぶらい》となれる人は、いとけなき時より書をよみ、手を習ひ〔習字〕、礼楽《れいがく》をまなび、弓を射、馬にのり、武芸をならひて身をうごかすべし。農工商は、各其《その》家のことわざ〔その家業〕

をおこたらずして、朝夕よくつとむべし。婦女はことに内に居て、気鬱滞《うったい》しやすく、病生じやすければ、わざをつとめて、身を労動すべし。富貴の女《むすめ》も、おや、しうと、夫によくつかへてやしなひ〔親・姑・夫によく仕えて面倒をみ〕、おりぬひ、うみつむぎ、食品をよく調《ととのえ》る〔織物を織ることや針仕事や糸をつむぐことから料理をすること〕を以《もって》、職分として、子をよくそだて、つねに安坐すべからず。

（巻第一・二四）

クレシダ　ですが、益軒の「気をめぐらせる」という理論は、私も納得できません。つまりね、彼はずるい思います。彼は、「身をうごかし、気をめぐらす」のが健康のためだと言うのですが、同時に、江戸時代の四民《しみん》、つまり士農工商と呼ばれる国民たちを働かせようとしています。とくに女性たちは、つねに動き回って、実の親、嫁ぎ先の親、夫によく仕えなさいとお説教しています。健康のためと言いながら、実は、当時の封建社会をイデオロギー的に盛りたてようとしたのです。

福子　「イデオロギー」やなんて、またまたクレシダさん、むずかしいこと言わはって。でも、人間の身体の風通しをよくすれば健康になるように、社会の風通しをよくすれば社会がよくなるいうりくつ、あたし何となくわかるけどなあ。それを「気をめぐらせる」いうのなら、それはええことちゃうの？

クレシダ　おお、あなたはとてもすなおな方です。国民がそのように従ってくれれば、笑うのは支配者です。よく見てください。「婦女はことに内に居て、気鬱滞《うったい》しやすく、病生じやすければ、わざをつとめて、身を労動すべし」（巻第一・二四）と益軒は言うのですよ。女性はいつも家のなかにこもっているから、「気」がめぐらないで滞りやすい。だから病気になりやすい。だからいつも働いて身体を動かしていなさい……。あなた女性ですが、あなた納得しますか？

福子　そらあ、女性差別といえば差別やなあ。男に、「働け」言われとうないわ。ほっといてんか。けど、益軒さんは江戸時代の人やし、そんなもんちゃうの？　女にせよ、男にせよ、ずっと家のなかこもってたら、気がふさぐのはほんとやろけど。じっとしてたら身体《からだ》に悪い、適度な運動が必要やいうのは、昔もいまも、誰にでも当てはまることちゃう？

マスター　食後の散歩や軽い運動の勧め（巻第一、第二）にも合理性はあるでしょうね。食後は長く座りこんでも、まして眠ってしまっても、「気がふさがりて病とな」

り、長年のうちには命さえ縮める。そうではなくて、毎食後いつも三百歩ほど散歩すべきだ（巻第二・二）。若ければ食後に弓、槍、刀を習練するのもよく、老人になってもなお体力に合わせて身体を動かすのがよい（巻第三・五二）。このように益軒は言うんです。

福子　それ、ほんま？　私も中学校のとき、昼休みに運動してたんよ。弁当もそこそこに、体育館へ走っていって、友達とようバスケットボールやってたけど、すぐおなか痛うなって。そしたら、担任の先生が、食後は休みなさい、いうて……。

今郎　だから、それは食べたものがこなれないうちに、運動し過ぎたのさ。あんたは何でも限度を知らないから。

養生の公共性——社会の秩序と個人のコントロール

福子　さてと、私そろそろ帰らしてもらおかな。今日はまた、養生の話をぎょうさん聞かせてもろて。親を大事にせえいう話は、ようわかりましたわ。

マスター　じゃあ、今日はここまでにしておきますけど、親を大事にするのと、自分の心身を大事にするのは、『養生訓』では不可分で一体なんですね。巻第一の冒頭は例の、人間は「父母を本《もと》とし、天地を初《はじめ》とす」という文句なんですが、その後で、「養う」という言葉が二重の意味で使われることに注目したいです。つまり、第一には、天地父母が自分を「養って」くれたということ。だからこそ、私はここに、このようにいられるわけですね。第二に、天地父母から受け継いだその貴重な私の心身を、こんどは私自身が細心の注意をもって「養う」ということです。

人の身は父母を本《もと》とし、天地を初《はじめ》とす。天地父母のめぐみをうけて生れ、又養はれたるわが身なれば、わが私の物にあらず。天地のみたまもの〔賜物〕、父母の残せる身なれば、つゝしんでよく養ひて、そこなひやぶらず、天年《てんねん》〔天寿〕を長くたもつべし。

（巻第一・二）

福子　あたしの健康は、親とあたしの共同作業っちゅうことかいね。養うてもろた身を、こんどは自分で養う、と。

マスター　少なくとも三代の共同事業になるのかもしれませんね。福子さんが年を取ると、どうしても、子どもたちの世代に面倒をみてもらう、「養って」もらうことになる。だから、養生とは、親、福子さん自身、子どもの、三代が力を合わせてはじめてやり遂げられる事業なんでしょう。

クレシダ　それは面白い考えです。ヨーロッパの中世にも、三種類の「安寧《あんねい》」、つまり健康のコンセプトがありました。それは、個人の安寧、公共の安寧、そして共通の安寧（salus communis）です。私たちは一人だけでは健康になれない、社会や他人の協力が必要。私これたいせつ思います。

もっとも、公衆衛生の立場からは、社会全体の安全を守るために個人の自由に介入することもあって、ときどき問題になります。私が研究している肥満症《メタボ》の問題でも、日本政府はあまりにも個人の生活や嗜好に介入していると思います。「健康ファシズム」という言葉もあるくらいです。

心は身の主也、しづかにして安からしむべし。身は心のやつこ〔下僕〕なり、うごかして労せしむべし。心やすくしづかなれば、〔身体の主人である〕天君ゆたかに、くるしみなくして楽しむ。身うごきて労すれば、飲食滞《とどこお》らず、血気めぐりて病なし。

（巻第一・一四）

マスター　個人の自由に介入するのは問題ですが、社会の秩序とか安全もたいせつですものね。コントロールって、行き過ぎはよくないにしても、少なくとも自分の身体に対しては必要だと思うんです。また封建主義的だと非難されるでしょうが、益軒はくりかえし、心が身体の主人でなければならない、「心は身の主也《なり》」と述べています。心は主人なのだから、ゆったりと落ち着いていなければならない。それに対して、身体はいやしい使用人、「奴《やっこ》」なので、こき使って働かせるべきだと、「うごかして労せしむべし」と主張しています。そうすれば、消化もスムースにいき、血のめぐりもよくて健康に過ごせる、というわけですね。

それに、益軒は主人の座に、ただふんぞり返っているわけでもないんですよ。家内のことであれば、奴婢《ぬひ》を使わずに「我身を運用すべし」とも勧めています（巻第二・二）。「わが身を動用すれば」、つまり自分の身体を使えば、思うとおりのことがすぐ実現でき、「下部《しもべ》」を使う心労がないうえに、健康にもよい。一石三鳥だとアピールしています。

福子　人を使うのもたいへん、それなら自分で動こか、精神衛生にも身体にもええ、いうわけやね。

弱さの力——「つつしむ」こと

今郎　まあ、それはさ、お前は「やっこ」だ、おれは主人だといばっていても、しょせん人間は弱い生き物だからね。戦争や伝染病に巻き込まれてしまえば、自分や家族の命さえままならないし、平和なときでも自分の健康を、外部というか環境に大幅に左右される点は変わらないし。

マスター　そう、だから人間はどんなときでも「細心」でなければならない。「心を小にして気にまかせず」（巻第一・一二）と言っていますね、益軒は。これは面白いことです。天地万物、そして人間の身体《からだ》は、すべて「気」によって動いているが、その「気」のままに任せておいてはいけない。心を砕かなければいけない、と言っている。生まれつき弱い人、病弱の人のほうが長生きすることだって、いくらもある。強い人は、荒っぽいからです。「つよき人は、つよきをたのみてつゝしまざる故に、よはき人よりかへつて早く死す。又、体気《たいき》よはく、飲食すくなく、常に病多くして、短命ならんと思ふ人、かへつて長生する人多し。是《これ》よはきをおそれて、つゝしむによれり」

（巻第一・三二）。弱いからこそ、しだいに備わってくる力、「弱さの力」と言っていいかもしれませんね。
福子　なんやの、益軒さんは「気一元論」を主張してたんやなかったの？
マスター　（少し小さな声で）いやまあ、さっきのように心が主人だと説いているそばから、「人の身は、気を以《もって》生の源、命の主とす」（巻第二・四四）、と気を奉ったりもするのでね。
福子　あはは、案外ええ加減やないの。それはともかく、「つよき人は……かえって早く死す」て、痛快やね。勢いだけで物を言ったり、やったりする、デリカシーのない人ているもん。
今郎　ええ？　そういうあんたは、弱いのか強いのか、つつしむのかそうでないのか、どっちなんだい？
福子　そら、私はつつしんでますがな、節制してますがな。ビール好きやけど、一日に一缶と決めてます。
マスター　おお、益軒の教え、「酒食ともに限《かぎり》を定めて、節にこゆべからず」（巻第一・九）という教えをちゃんと守っていますね。「酒は微酔《びすい》にのみ、花は半開《はんかい》に見る」

（巻第二・四〇）とも言ってます。

酒は天の美禄《びろく》なり。少《すこし》のめば陽気を助け、血気をやはらげ、食気をめぐらし、愁《うれい》を去り、興《きょう》を発して、甚《はなはだ》人に益あり。多くのめば、又よく人を害する事、酒に過《すぎ》たる物なし。

（巻第四・四四）

酒を飲《のむ》には、各《おのおの》人によつてよき程の節あり。少のめば益多く、多くのめば損多し。性謹厚なる〔生来謹厳な〕人も、多飲を好めば、むさぼりてみぐるしく、平生の心を失ひ、乱《らん》に及ぶ。言行ともに狂せるがごとし。其《その》平生とは似ず、身をかへり見慎むべし。

（巻第四・四五）

今郎　酒は微酔にね……。たしかに、飲み過ぎはよくないけど、もっと自分の「身体《からだ》の声」を信用してはいかんのかな？　わしもビール一缶で終わることが多いが、二缶いくこともあれば、全然飲まない晩もある。最初から飲む量を決めて自分を縛るというのは、わしはあまり感心せんなあ。それは、いわば「強い」態度じゃないのかい？

自分を意志で、それこそ強引にコントロールしてないかい？　くりかえすけど、わしは自分の身体と相談して、飲みたいと思えばもっと飲むし、そうでなければやめる。でないと、相方《あいかた》である酒にも失礼だと思うが。

福子　そんな言い方ずるいわ！　私せっかく必死で、誘惑に負けずにがんばってんのに！

クレシダ　そういえば、どうなんでしょうか。私たちは意志が強い、弱いと言いますが、益軒は意志を強くしなさい言いましたか？　昔の日本人たちは、「意志」を問題にしたでしょうか？

ほんとうの「楽」をめざして――モラルとリズム

マスター　江戸時代は、ともかく身分制の社会ですからね。さっき言ったとおり、心が「主」で身体《からだ》が「やっこ」だと益軒は考えたわけですが、古代ギリシアの哲学者プラトンも、人間の魂を三つの部分に分けて……。

クレシダ　そうです、一番上にある理性は社会でいうと「支配者」に当たり、その次の気概《きがい》は「補助者」、これは主として軍人に当たり、欲望は一般大衆に当たると、上下関係で考えました。支配者が大衆をコントロールしないと社会が混乱するように、理性が欲望を支配しないと魂もまとまりを欠く、と。

マスター　それでは、養生とはけっきょく、責任者＝理性がわがままな大衆＝欲望をしめつける、「統治」の問題だということになるのでしょうか。そういう側面も否定できませんが、益軒の真意は別のところにあるような気がします。彼は、『楽訓《らくくん》』という本も書いています。こうすれば、「楽」になれるという教えですね。統治よりも、「楽」がキーワードなのではないでしょうか。で、その楽とは、美的・感性的なバランス、あるいは道徳的バランスとも言い換えられるような……。

福子　さっきまで「つつしみ」とか「節制」とか言いまくっといて、いきなり「楽」はあれへんやろ。楽をするいうのは、厳しさの反対ちゃうの？　それやと、養生にならしまへんが。

今郎　いやいや、マスターは、楽は美的なバランスだと説いたよね。だらけたイメージの「安直」や「安楽」とは違うものをイメージしてるんだろう。

マスター　もちろんです。手を抜いていては、養生になりません。養生のためには、どこまでも「細心」を貫かなければならない。益軒の比喩ですが、薄氷の張った上を踏み抜かないよう歩くのに、また狭い一本橋の上をそろそろと伝って前進するのに、頼れるものは自分の注意力と緊張感と持続力以外にないんです。だから、自分の体質の強さとか若さなど、不確実な能力をあてにして、責任の所在をおろそかにすることはまったく得策でない。「養生の道はたの（恃）むを戒《いま》しむ。わが身のつよきをたのみ、わかきをたのみ、病の少《すこし》いゆるをたのむ（病気が軽快したことを過信する）。是《これ》皆わざはひの本《もと》也」（巻第二・七）という。

福子　あ〜あ、またお説教になってるわ。（時計を見ながら）悪いけど、私、ほんまにもう帰らなあかへん。さいなら〜。（コートを着て、Kカフェから出て行く）

マスター　（「ありがとうございました。またおいでください」と福子を見送って、今郎とクレシダのほうを振り向く）いやね、私が言いたいのは、益軒に独特の美学、「楽」の美学があるのではないかということです。さっき、「酒は微酔《びすい》にのみ」という一節に触れたでしょう。あれは、「花は半開に見る」と続くんですよ。酒を「十分に」、つまりとことんまで飲んで、酔っぱらってしまうと、楽しみが過ぎてから「うれひ」に襲われてしまう。それは桜を見る心得と同じだと言うんですね。満開の桜を見に行くのが正解か？　いや、盛りに達してしまうと、あとは下り坂で、いまの言葉で言うと

「盛り下がる」だけだ、散るのを待つだけだ。まだ開ききらないうちが、むしろ桜の盛りと言えるのじゃないか。「花十分に開けば、盛過《さかりすぎ》て精神〔花心〕なく、やがてちりやすし。花のいまだひらかざるが盛なりと、古人いへり」（巻第二・四〇）。

クレシダ　あ、その中世の隠者の美学は日本文学の授業で習いました。吉田兼好《けんこう》（一二八三頃―一三五二年以後）の『徒然草』の一節で、有名な言葉です。なんだったかな……「花は盛りに、月は隈《くま》なきをのみ見るものかは」、でしたか。

今郎　そういえば、わしも古文の時間に習ったな。え～と、桜は別にその満開の姿だけが見ものとは限らない、月もこうこうと照り映える満月だけを鑑賞していてはもったいない――だいたいこんな意味だったかな。わしの先生は、兼好の趣味はひねくれているといって、批判的だったがね。

マスター　それなら、益軒の「酒は微酔に」というスタンスもひねくれているんですかね？　いや、美学というより、やはりモラル、あるいはリズムなのかな。だって、酒をやめなさいとは言わず、酒はほどほどに飲むほうが無理がこなくて「楽」だよ、と言っているわけですから。さっきクレシダさんが、益軒は「意志」を問題にしただろうかと問うてましたが、たしかに、意志を強くするというより、意志の出番がなくて済むようなリズムを形成することがたいせつなんでしょう。「細く長く」のモラル、あるいは「楽」のリズムでしょうか。

今郎　福子さんなら、また「辛気臭《しんきくさ》い」と言ってそっぽを向くだろうが、それが『養生訓』のスタイルなのは確かだろうね。——さあて（とあくびをする）、モラルかリズムかしらんが、結論らしきものが出たところで、わしも失礼しようかな。

クレシダ　（立ち上がりながら）どうすれば健康にいいリズムをつくれるのか、いい習慣をどうやって形成するのか、それがいちばん大きい問題と思いますが。ともかく、今日の養生のディスカッションは面白かったです。今度はぜひ、私のメタボの研究のことも聞いてください。

マスター　はいはい、外国の方《かた》が日本の文化や社会をどう見ているか、ご自分の国ではどんな「養生法」があるのか、ぜひ聞かせてください。またのおいでをお待ちしています。

贈り物としての人生——益軒とその時代

いまの私たちにとって当たり前のことが、昔は当たり前でなかった。歴史を学ぶと、その気づきが火花のように目をくらませ、じわじわと腹の底からしみ入る。いまは生きている、やがては死ぬ——こんな原点の事実を、人はできたら笑い飛ばすか、言い散らそうとする。

本篇のいわば影の主人公、『養生訓』の著者である貝原益軒（一六三〇—一七一四年）は、福岡の黒田藩から禄をもらう士族の一人であった。江戸幕府は安定期に入ってはいたものの、九州で勃発した島原の乱（一六三七—三八年）がそれを揺るがした。益軒の父と兄はこの乱に出陣している。従軍体験のない益軒も、身体の内と外から健康を脅かす力との対峙を、厳しい戦闘に喩えている（巻第三・一七など）。また、「大事」に臨んで命を有意義に捨てるためにも平常の養生が大切だと、養生を弁護しているが（巻第一・二七）、武士でなければそのような論法は使わなかっただろう。

彼は生来虚弱な体質で、若死にを周囲も本人もおそれたらしい。だからこそ、八〇歳の天寿を全《まっと》うしつつある晩年の『養生訓』でも、身体を堅固に、堅固に守るよう、口を酸っぱくして説いたのであろうか。死は、あたう限りは断固としてはね返すべき、瞬時もゆだんのならぬ難敵と映じていただろう。

益軒は儒学者であった。彼の教養の基礎は中国の古典によって形成され、彼の死生観・形而上学（「道」の捉え方）も朱子学のそれによって支配されている。彼にとって、天はわが父、地はわが母であるから、父母に仕えるように天地に仕えるべきだと考えた。天地が万物を生み、育ててくれる。だから、その「恩」をしっかりと自覚し、恩に報いる必要がある。飢饉による餓死者が領内で続出したとき、益軒は自分が知行《ちぎょう》している農民たちに銀を分け与えた。これも、彼らを同胞とみなし、彼らの苦しみをわが苦しみとみなす、「万物一体論」のなせる業《わざ》だろう。

天地父母に恩を返すこと。この思想からすれば、人間の身体や生命は、責任をもって守り維持するものではあっても、「所有」するものではない。まともな人間（君子）は、生涯にわたって、天地に仕える修行をすべきだ。その生は「やすらかな死」に接続していく。

夏《か》長《ちょう》の巻

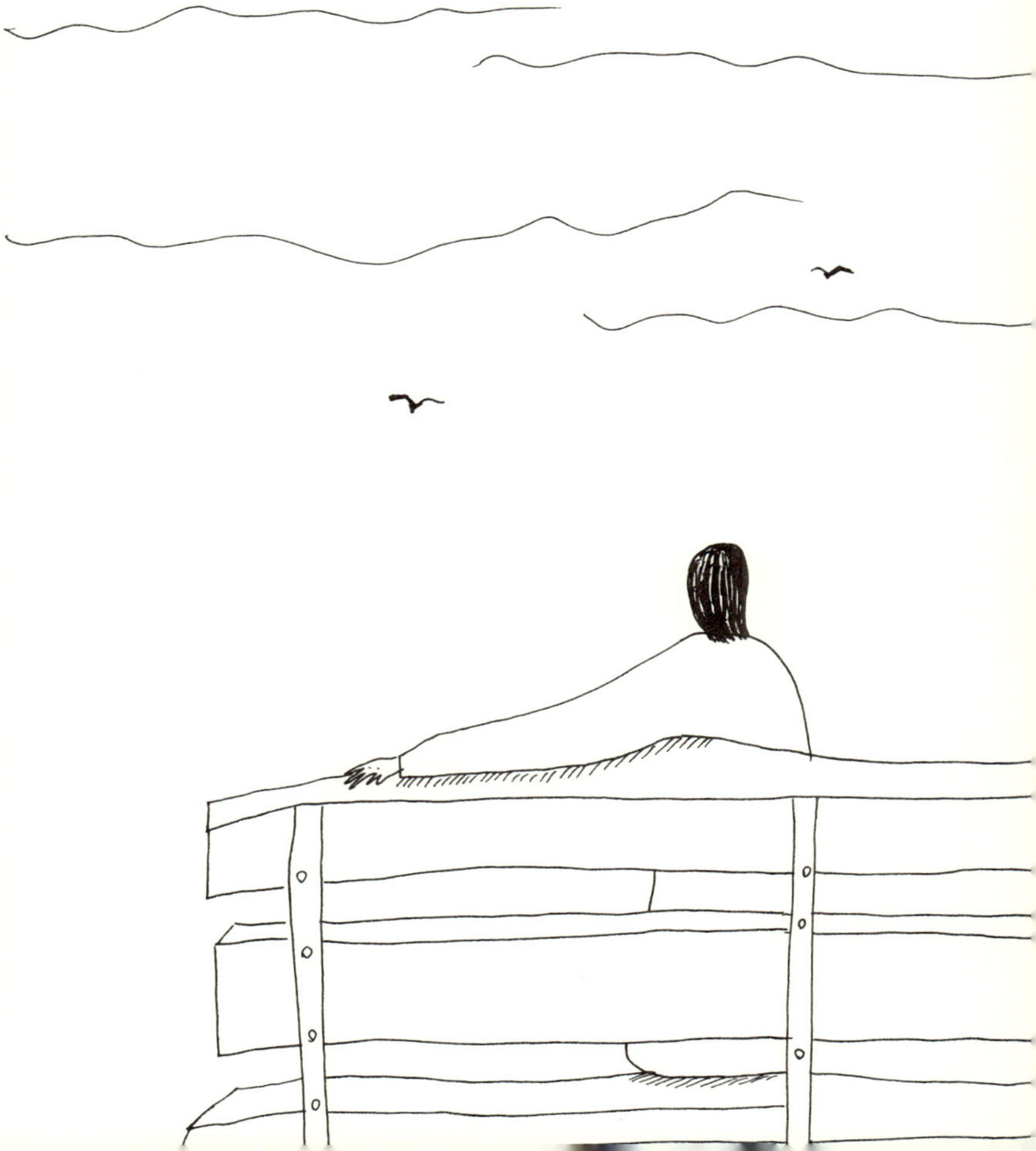

夏は、発生の気いよ〳〵さかんにして、汗もれ、人の肌膚《きふ》大に開く故、外邪《がいじや》入《いり》やすし。涼風に久しくあたるべからず。沐浴の後、風に当るべからず。且《かつ》夏は伏陰《ふくいん》とて、陰気かくれて腹中にある故、食物の消化する事おそし。多く飲食すべからず。温《あたたか》なる物を食ひて、脾胃《ひい》をあたゝむべし。冷水を飲《のむ》べからず。すべて生冷の物〔冷たい生もの〕をいむ。

（巻第六・一三）

Kカフェの夏――アイスコーヒーとトマト・ジェラート

福子　（扇子を激しく使いながら、Kカフェのドアを押して入ってくる）マスター、アイスコーヒーちょうだい、のどからからや。ほんまに今年も暑熱地獄の到来やね（と汗を拭く）。どの席が冷房よう効いとるかいな、と……。

クレシダ　ああ、ハンカチを落としました（と拾ってわたす）。こんにちは、福子さん。お元気そうですね。

福子　いやいやわ、元気やあれへんがな。いつから日本は熱帯になったん？　クーラーを一晩中フル回転せな、寝てられへん。

マスター　はい、アイスコーヒーお待ちどうさまです。ほんと、熱帯夜には勝てないですよね。

福子　うちのマンションは風が通らへんうえに、夏は屋根が焼けて、部屋が蒸風呂なるねん。

今郎　だからといって、電気代に目をつむってクーラーをかけまくってるの？　それは財布にも、身体《からだ》にもよくないねえ。そら、いつかマスターが『養生訓』を解説してくれたなかにあった、「精《くわ》しさ」？　慎しむとか、精しい態度をとる人なら、暑さに対処するにも、クーラーに頼りきりにはならないね。夏といってもだな、（アイスコーヒーのストローをもてあそびながら）そら三島由紀夫の小説の一節にある、「夏は悠々《ゆうゆう》と美しく老いつつあった」（『春の雪』新潮社、一九六九年）、あの美学でいきたいじゃないか。

福子　あら、今郎はんも、きてはったんかいな。はいはい、おっしゃるとおり、あたしはどうせ貧乏なくせに我慢のできないおろか者です。悠々と老いてません。けど、三島由紀夫て、ボディビルで身体《からだ》を鍛えたあげく自衛隊で割腹自殺した、あの右翼の小説家？　あんなん美学いうんかいな。少なくとも、養生の真反対ちゃう？　まあ、それはええから、みなさんでまた『養生訓』の話でもしはったらどうや？　江戸時代は夏をどうしのいでたか、とか。

養生の術は、先《まず》わが身をそこなふ物を去《さる》べし。身をそこなふ物は、内欲〔内から生ずる欲望〕と外邪《がいじゃ》〔外からやってくる邪気〕となり。内慾とは飲食の慾、好色の慾、睡《ねぶり》の慾、言語をほしいまゝにするの慾と喜怒憂思悲恐驚の七情の慾を云《いう》。外邪とは天の四気なり。風寒暑湿を云。内慾をこらゑて、すくなくし、外邪をおそれてふせぐ、是《これ》を以《もって》元気をそこなはず、病なくして天年を永くたもつ〔天寿を全うする〕べし。（巻第一・四）

マスター　そうですね。夏、つまり古来「夏長《かちょう》」と呼ばれた季節の特徴は、「発生の気いよ〳〵さかんにして、汗もれ、人の肌膚《きふ》大《おおい》に開く故、外邪入《がいじゃいり》やすし」（巻第六・一三）ということです。言ってみれば、皮膚の境界が開放的になって、「外邪」が入りやすい。外邪といっても、細菌が侵入するなんて意味じゃありません。外から侵入するかもしれない「邪」とは、風（かぜ）・寒（さむさ）・暑（あつさ）・湿（しめり）の天の四気のことです（巻第一・四）。ともかく皮膚が開放的になっているので、風邪など引きやすい。だから、いくら暑くても、「涼風に久しくあたるべからず」とか、「冷水を飲《のむ》べからず」（巻第六・一三）と戒《いまし》められています。福子さんのように、クーラー当たり放題、アイスコーヒーがぶがぶでは、益軒に叱られますね。

福子　（アイスコーヒーをかきまぜながら）たしかに当たりすぎ、飲み過ぎはようないと思うけど、がまんできへんのやさかいなあ……。（クレシダの手元を指さして）あんた、それ何食べてはんの、赤い……アイスクリーム？

クレシダ　これはトマトのジェラートです、マスター特製の。

マスター　トマトは身体を冷やしてくれるので、ジェラートにすると夏向きです。益軒も、トマトではありませんが、ウリが身体を冷やすことは知っていて、夏にウリを食べ過ぎると秋に下痢をするから気をつけなさい、と言っているくらいです（巻第三・六二）。福子さんも、涼しくなりたいなら、トマトの……。

福子　（首を振って）あたしは、身体に悪うても、きんきんに冷やしたアイスコーヒー、がぶがぶ飲んで、「ぷは～」言いたいねん。トマトのジェラ、ジェラートは、「美学」持ってはる今郎さんにあげて！　けど、まあ、クーラーのこともあるし、あたしやっぱり意志弱いのやろか？

夏月、瓜菓《かか》生菜〔瓜《うり》類や生野菜〕多く食ひ、冷麪《れいめん》〔冷たい麺類〕をしば〳〵食し、冷水を多く飲めば、秋 必《かならず》瘧痢《ぎゃくり》〔急に発熱し下痢をともなう。おこりやまい〕を病む。凡《およそ》病は故なくしてはおこらず、かねてつゝしむべし〔予防がたいせつである〕。（巻第三・六二）

養生は「道」か「術」か

クレシダ　私はちょっと疑問に思うんですけど、益軒は「涼風」に長くあたるなと言うのですね。それなら、クーラーどころか、うちわで風を送るのもだめでしょう？彼は「精《くわ》しさ」を推奨するのですが、熱帯夜はそんなことでしのげるでしょうか？

今郎　いわゆる消夏法の問題だね。江戸時代の夏はいまよりしのぎやすかったのか……。それより、わしは益軒の養生論の本質が何だったのか、もう一度確かめたいね。というのも、『養生訓』をぱらぱら読み返して目にとめたんだが、彼は「養生の道」とも、「養生の術」とも言っているんだよ。「道」と「術」ではイメージがかなり違う。そら、昔は武術だったものが、武道となると、何か権威めいてくるよね。マスター、養生はいったいどちらが本筋なのかね？

常に身を労動すれば気血めぐり、食気とゞこほらず、是《これ》養生の要術也。身をつねにやすめおこたるべからず〔いつも身体を休ませて怠けてはいけない〕。我に相応せる事をつとめて〔自分に応じた仕事をして〕、手足をはたらかすべし。

時にうごき、時に静なれば、気めぐりて滞《とどこお》らず。静に過《す》ぐれば ふさがる。動に過ればつかる〔疲れる〕。動にも静にも久しかるべからず。（巻第二・二）

マスター　それはなかなか厳しい質問ですね。う〜ん、どうでしょう、たしかに『養生訓』のとくに巻第一では、「養生の道」とも「養生の術」とも述べられていますが、内容的には大差ないように思うんですよ。強いていえば、「道」のほうが理念的で、「術」は具体論ということになるかなあ。たとえば、いつかもこの話はしましたが（本書三四頁）、益軒は、いつも自分の身体《からだ》を動かして気血をめぐらしていなさいと勧め、これを「養生の要術也」と言うのです。いろいろ細かい、具体的な指針、「術」はあるが、積極的に身体を動かすことこそ、その核心となる、つまり「要」術だ、と。

クレシダ　そこで伝統的な呼吸法にも触れているのではありませんか？　ヨガや禅でも使われているような……。

マスター　そうそう、丹田《たんでん》、つまりおへその下のところに「気」を集めなさいと述べていますね（巻第二・四八）。芸術家が制作するとき、武人が敵と戦うとき、それから身分の尊い人と会って話すときでも、呼吸を静かにして気を丹田に集めるといいそうです。そうすれば気が上《のぼ》らないで、落ち着く。これも有益な「術」だと。今郎さんはまた、非科学的とけなすかもしれないけど、呼吸法としてはけっこう実践的で、いまでも使えそうです。

臍下《せいか》〔臍《へそ》の下〕三寸を丹田《たんでん》と云《いう》。腎間《じんかん》の〔腎臓の〕動気《どうき》こゝにあり。……是《これ》人身の命根《めいこん》〔生命の根本〕のある所也。養気の術つねに腰を正しくすゑ、真気を丹田におさめあつめ、呼吸をしづめてあらくせず、事にあたつては、胸中より微気《びき》を〔軽く気を〕しば〳〵口に吐き出して、胸中に気をあつめずして、丹田に気をあつむべし。如此《このごとく》すれば気のぼらず、むねさはがずして身に力あり。貴人に対して物をいふにも、大事の変にのぞみ、いそがはしき時〔大異変にのぞんで多忙なとき〕も、如此すべし。もしやむ事を得ずして、人と是非を論ずとも〔やむなくひとと論争するときでも〕、怒気にやぶられず、浮気《うわき》ならずして〔気が軽くならないで〕あやまりなし。或《あるいは》芸術をつとめ、武人の槍太刀をつかひ、敵と戦ふにも、皆此《この》法を主とすべし。是《これ》事をつとめ、気を養ふに益ある術なり。凡《およそ》技術を行なふ者、殊に武人は此法をしらずんばあるべからず〔知らなくてはならない〕。又、道士《どうし》の気を養ひ、比丘《びく》〔僧〕の坐禅するも、皆真気《しんき》を臍下《せいか》におさむる法なり。是主静《しゅせい》〔妄想を去り心を静かにする〕の工夫、術者の秘訣なり。（巻第二・四八）

非科学性——雷に遭って威儀をただす？

クレシダ　ちょっといいですか？「術」はやっぱりノウハウだろう思います。『養生訓』は、とても具体的な指示でいっぱいです。とくに、食べていい、いけないについては、すごく細かい。私がよくわからないのは、鶏やあひるの卵をゆでたものが「気をふさぐ」のでよくないと言っていることです（巻第三・四〇）。コンブをたくさん食べると気をふさぐとか、大きなコイを丸ごと煮たのを食べても、気をふさぐと述べています（巻第三・三六、四三）。要するに、胃がふさがって、消化に悪い感じがしたのでしょうか。それから、日本人には獣肉は合わないとか、ナスや京菜は「性《しょう》がよくない」とか（巻第三・四〇、巻第四・一一、一四）。それと私は、豆腐はとてもヘルシーで消化もいいと思うのに、益軒は「豆腐には毒あり。気をふさぐ」（巻第四・一七）なんて書いてますし……。いわゆる食べ合わせのタブー（豚肉としょうが、牛肉とにら等々）ですか、それにもすごく厳しくて（巻第四・四二）、いま読むと疑問続出です。

さらに、きっと今郎さんが笑ってしまう箇所もあります。雷を伴った激しい風雨のときは、「天の威をおそれて、夜といへどもかならずおき、衣服をあらためて坐すべし。臥《ふ》すべからず」（巻第二・四五）という訓《おし》え。このごろ雷警報がよく出ますが、夜でもいちいち起き出して服を着る現代人はいないでしょう。

今郎　おやおや、益軒はそんなこと言ってるのかい。雷が電気であることをベンジャミン・フランクリンが証明する三〇年ほど前のこととはいえ、非科学的の一語に尽きるね。

マスター　出ました、今郎さんの「非科学的」！　けれど、科学ってそんなにえらいものなんですか？　私たちだって、後世の人とか、地球外生命体から見たら、ずいぶんバカな常識に従っているのかもしれませんよ。

クレシダ　益軒だけではありません。西洋の養生論だって、古代ローマやキリスト教の時代にさかのぼりますから、二一世紀の私たちから見ると、おかしなところがあるのは当然です。でも、健康に長生きするための工夫をした彼らは、生活者としては、いわば私たちの同時代人です。そこに敬意を払うべきではないでしょうか。

今郎　いや！　生活者としてのわしたちにだって、現代の科学の知識は浸透している。だからこそ、雷が鳴っても、それはたんなる自然現象だと知っており、天の意志だなんて恐れ入ることはないわけだろう？　益軒を再評価するのもいいが、この点を忘れないでほしい。

クレシダ　昔の日本人は、人間に対して威力をふるうものを、すべて「カミ」と考えました。トラやオオカミだって、「カミ」とされたんです。カミナリは、「神鳴」、つまりカミが大音響で鳴る現象です。現代の私たちも、雷や自然の脅威を肌で感じ、怖《こわ》がります。そんなふうに自然と率直に向き合うことは、けっして「非科学的」ではないと思います。

食する時、五思〔考えなければならないことが五つ〕あり。一には、此食《この》の来《きた》る所を思ひやるべし。……二には、此食も農夫勤労して作り出せし苦《くるし》みを思ひやるべし。……三には、われ才徳行義《こうぎ》〔才能も備わった徳も、正しい行いも〕なく、君を助け、民を治むる功なくして、此美味の養《やしない》をうくる事、幸甚《さいわいはなはだ》し。四には、世にわれより貧しき人多し。糟糠《そうこう》〔かすやぬか〕の食にもあく事なし〔有難く食べている〕。或《あるいは》うゑて死する者あり。われは嘉穀〔上等なおいしい食事〕をあくまでくらひ、飢餓の憂なし。是《これ》大なる幸にあらずや。五には、上古の時〔大昔〕を思ふべし。上古には五穀なくして、草木の実と根葉を食して飢《うえ》をまぬがる。其《その》後、五穀出来ても、いまだ火食〔火を用いて食物を調理する方法〕をしらず、釜甑《かまこしき》〔お釜とのちの蒸籠《せいろ》〕なくして煮食せず、生《なま》にてかみ食はゞ、味なく腸胃をそこなふべし。……されば朝夕食するごとに、此《この》五思の内、一二なりとも、かはる〴〵思ひめぐらして忘るべからず。然《しか》らば日々に楽《たのしみ》も亦《また》その中に有べし。是《これ》愚が〔私の〕臆説〔私見〕なり。

〔巻第三・一八〕

スモールステップで

マスター　まあ、ともかく私は、「生活者としては同時代人」というクレシダさんの言葉に、賛成ですね。たとえば、おなかが痛いのはいやだ、長生きはしたい。それには慎重さが必要だ、つまり「精《くわ》しさ」ですよね。そこには昔もいまもないと思うんです。養生の術ということに戻れば、益軒はこんな言い方をしていますよ。「養生の術は、先《まず》わが身をそこなふ物を去《さる》べし」（巻第一・四）。あるいは、「養生の術は、つとむべき事をよくつとめて、身をうごかし、気をめぐらすをよしとす」（巻第一・二四）。

今郎　あ〜ん？　養生の術は、まず、自分の身体《からだ》に害のあるものを取り除くことだ？　そして、まずは身体をよく動かして、気をめぐらせって？　あまりにも中身のない言で、怒る気も失せるね。

マスター　平凡がいいじゃないですか。意外とそれができない。私は「スモールステップ」だと思うんです。スモールステップとは、不登校や引きこもりの当事者を支援するのに使われるやり方なんですけど、一足飛びに「ふつう」に戻ろう、学校や社会に復帰しようと思ってもむずかしい。引きこもりの人なら、まずは暗くなって、人目を気にしないでいい時間帯になって、近所のコンビニまで外出できるようになるとか……。

福子　とりあえず自分の部屋から出て、親とまた雑談を交わせるようになるとか、でしょ？　社会的ひきこもりの本、他人事やない気がして、私も読んだがな。小さな一歩を積み重ねて、少しずつ変えていく。そやろ思うわ。

マスター　だからね、養生もスモールステップ。小さな習慣を日々確立する。そのなかで、たまにはお酒を飲みすぎるとか、しくじってもいいじゃないですか——益軒はそうは認めていないけどね。彼は規則一点張りの人じゃないんです。そう考えると、「つとむべき事をよくつとめて」という何気ない一言にも、なかなか含蓄があるんですよ。

今郎　「つとめるべき事につとめる」って、同語反復だよな。何につとめるべきなのか、中身を語っていない。

マスター　そこなんですよ！　益軒は、あれほど事細かに、食べるな飲むなと注意事項を記しているので、本当は中身がないわけではない。それでも、こんなふうに同語反復を言うのは、人間の生き方の基本ができていたら、あとは読者一人ひとりが臨機応変に、「つとむべき事」を創造してやればいいということでしょう。

福子　わからへんわ。何を「創造」するて？

マスター　一言でいえば、よい習慣をでしょうね。「つとむ」という言葉の使い方としては、非常に具体的なものも、もちろんあるんですよ。たとえば、巻第二の冒頭で、朝は早く起き、手と顔を洗い、髪を結《ゆ》って、「事をつとめ」、そして食後には腹をさすって消化を助けるべきだ、と書かれているとき、「事をつとめる」とはトイレで用を足すことを意味します。

福子　毎朝ちゃんと「あれ」をしましょう、いうわけやね。そやけど、食事の後やなくて、前にトイレに行かすんかいな？

> 凡《およそ》朝は早くおきて、手と面《かお》を洗ひ、髪をゆひ、事をつとめ〔便所にいき〕、食後にはまづ腹を多くなで下し、食気をめぐらすべし〔食物の消化を助けるがよい〕。又、京門《けいもん》〔第十二肋骨部〕のあたりを手の食指のかたはら〔ひとさし指の内側〕にて、すぢかひにしば〳〵なづべし。腰もなで下して後、下にてしづかにうつべし。あらくすべからず。もし食気滞《とどこお》らば、面を仰ぎて三四度食毒の気〔げっぷ〕を吐《は》くべし。
>
> （巻第二・一）

よい習慣を創造する――先憂後楽とニーチェ

マスター　食後は腹をさする、そして軽く散歩をするというのが、益軒のお勧めです。――それよりね、私が言いたいのは、「つとめる」とは習慣の確立を意味するということです。益軒はこう述べています。「凡《およそ》よき事あしき事、皆ならひよりおこる。

養生のつゝしみ、つとめも亦《また》しかり。①つとめ行ひておこたらざるも、欲をつゝしみこらゆる事も、②つとめて習へば、後にはよき事になれて、つねとなり、くるしからず」（巻第二・三〇。①と②の番号は引用者の挿入）。おわかりですか？

今郎　何だって？　いいことも悪いこともみな習慣から生じるのであり、養生もまたそうだ、と。いいことは努力して怠らないよう実践し、欲望は抑えなければならない（①）。このように実践したり、抑えたりすることが習慣になってしまえば（②）、それがふつうになって苦痛を感じない。こんなふうに言ってるのかい？

福子　要するにどういうことやの？　つとめには二種類、つとめ①とつとめ②があるの？

クレシダ　あ、わかりましたと思います。たぶん一つは、モラルとしての具体的な「つとめ」で、たとえば腹八分目に食べるとか、食後に軽く散歩をするとかいうことです。もう一つは、習慣化する、あるいはリズム化する「つとめ」です。最初はおいしいものをおなかいっぱい食べたいという欲望に駆られても、腹八分目が習慣化すれば、「つとめ」になれば、とくに努力は要らなくなります。

マスター　そう、つとめ②、つまりいい習慣とかリズムができれば、養生の実践はもうストレスではなくなるんですよ。それどころか、「はじめつとめてこらゆれば、必《かならず》後の楽《たのしみ》となる」（巻第二・一五）とも述べられているように、そのモラルを実践することが「楽しみ」に変わります。春にも言いましたが（本書五八—六二頁）、益軒は苦行を要求しているのでなく、真の「楽しみ」を私たちに得させようとしているのです。こういう考え方は、さっき言ったスモールステップにつながるものではないでしょうか。

今郎　東京や岡山の後楽園は、「先憂後楽」という言葉に由来する。人民に先んじて心配し、人民より遅れて楽しむという、為政者の心得を述べたものだ。もちろん、わしらのテーマである養生は、国家ではなくて、自分自身の健康を心配するわけだが。

福子　親かて、子どもに先んじて心配し、遅れて楽しむ面があるんやないかしら。あたしはともかく、うちの母とか見てると、そう思うわ。

クレシダ　楽しみとは、自分の気持ちのよさ、快楽のことだと思っていました。中国や日本の道徳では、必ずしもそうではないのですね。

今郎　だけど、「習慣」といえば、わしはニーチェの言葉を思い出すね。それ、「神は死んだ」と言い切って有名になった哲学者さ。「私は短い習慣を好む」と書いてる

（『悦ばしき知識』二九五節）。同じものを食べる、同じ音楽を聴く、同じ人間とつきあう、同じ住居や街で暮らす——長くその習慣が続くと「息が詰まる」というんだな。健康についてもそうで、ひどい偏頭痛やおう吐《と》に悩まされて自殺まで考える、そんな危機から快癒してこそ、「大いなるすこやかさ」を味わえる、と。

福子　そうとうな偏屈者やな。無病息災やと平凡でつまらん。一病息災、いや難病息災（？）のほうが、健康のありがたみがわかるゆうことかいな。

今郎　ともかく、「習慣」に縛られたくないのが、ニーチェだ。ところが、益軒はずっと健康であろうとした、つまり持続的な習慣をつくり上げようとしたんだろ。それなら、ニーチェの敵ということになるな。

養生とメタボ

四民《しみん》ともに家業をよくつとむるは、皆是《これ》養生の道なり。つとむべき事をつとめず、久しく安坐し、ねぶり臥《ふ》す事をこのむ。是大《おおい》に養生に害あり。かくの如くなれば、病おほくして短命なり。戒《いまし》むべし。

（巻第一・二四）

クレシダ　すいません、ニーチェはともかくとして、私も益軒に疑問もちます。マスターに反論するようですけど、益軒の「つとむべき」は、やはり封建社会の支配的言説、しかも不可視化されたそれに乗っているだけ、と思います。

福子　言説とか、不可視化とか、むつかし日本語やな〜。ほんま、どっちが日本人かわからへんわ。マスター、アイスコーヒーのお代わりちょうだい！

クレシダ　不可視化というのは、空気のように当たり前すぎて、その言説を使っている本人たちも、特別と思わないことです。たとえば、江戸時代の身分制、「士農工商」、ありますね。それを益軒は四民《しみん》と呼んで、「四民ともに我が家事をよくつとめておこたらず」(巻第一・二四)、つまり武士には武士の、農民・職人・商人には農・工・商それぞれの「つとめ」があるから、それに「朝夕よく」励みなさいと言います。女性も「女のわざをつとむべき」で、婚家の親や夫によく仕え、衣服を織ったり縫ったり、食品を調《ととの》えたり、子育てしたりしなさい、「つねに安坐すべからず」、とくに眠り過ぎてはいけないと言います(同)。当時の人たちに当たり前と思われた道徳を、益軒は強調しているだけなのでしょう。

福子　気の毒やわ～。いまの家庭の主婦なら、疲れたら昼寝したり、たまには外に出て友だちとお茶したり、できるやんか。けど、江戸時代はそんな自由あれへんかったんやろねえ。

クレシダ　十分な休養や睡眠をとれないで、長時間働かされて、健康を損ねた女性たちも多くいたのではないでしょうか。それは、封建社会の労働のイデオロギーを押しつけているだけです。それが養生のためになると正当化するのは、うなずけません。

マスター　ただねえ、各人がふつうに働いていることが、そのまま養生につながるという思想は面白いと思うんですよ。益軒より少し前に活躍した鈴木正三《しょうさん》（一五七九―一六五五年。禅僧）という人が、「職分仏行《ぶつぎょう》説」というのを唱えましてね。士農工商がそれぞれの職分を果たすことが、そのまま仏さまの行《ぎょう》を行じることだ、というんですが、それにちょっと似ているかも。

福子　そういえば、クレシダさん、メタボのこと研究しに、日本にきてはるんでしょう。この前、日本の政府はあまりにも個人の生活や嗜好に介入してる、「健康ファシズム」や、言うてはったやん（本書五三頁）。けど、そらあ、太りすぎないほうがええんと違うの、美容にも健康にも、すなおに？　私かておなかの周りは気になりますよ。クレシダさんはスマートやからええけど……。

クレシダ　いえ、世界的に見ると、日本の女性はけっして太ってはいません。それなのに、もっとやせないと、きれいじゃないと思っています、思わされています。男性だって、欧米と比較すると、肥満率は低いです。それなのに、あなたは太っている、肥満は健康に悪い、肥満の人は病気がちで医療費を余分に食うから非国民だと思わされて……。

今郎　いやいや、さすがに「非国民」はないだろう。

クレシダ　ともかく、日本人のボディ・イメージのせいもありますが、いまの日本ではメタボが支配的言説の一つになっています。みなさんは、きっとそれに乗せられています。国家による管理です。

今郎　わしの友達にも太めのやつがおってな。なんたら健診で、メタボを言い渡されて……。

クレシダ　「特定健康診査」ですか？　メタボ健診とも言われます。

今郎　たぶん、それだな。それにひっかかって、数値がむやみに高いというので、なんたら指導……。

クレシダ　「特定保健指導」ですね。

今郎　そう、それに呼び出されたやつがいるが、頭からバカにして出頭しなかった。いまでも自分のペースで飲み食いしとるよ。

福子　政府に管理とかされるのはごめんやけど、太りすぎが健康にマイナスなのは確かやろ？　肥満防止のキャンペーン、乗るふりして、自分にええと本人がおもたことだけやっとったら、ええんちゃうの？　そのほうがお金も得やろし。

養生に志あらん人は、心につねに主〔主体性〕あるべし。主あれば、思慮して是非をわきまへ、忿《いかり》をおさえ、慾をふさぎて、あやまりすくなし。心に主なければ〔主体性に欠けると〕、思慮なくして忿と慾をこらえず、ほしゐまゝにしてあやまり多し。（巻第一・三四）

聖人は未病《みびょう》を治すとは、病いまだおこらざる時、かねてつゝしめば〔予防的に注意すれば〕病なく、もし飲食色慾などの内慾をこらえず、風寒暑湿の外《がい》邪《じゃ》をふせがざれば、其《その》おかす事はすこしなれども、後に病をなす事は大にして久し。内慾と外邪をつゝしまざるによりて、大病となりて、思ひの外にふかきうれひにしづみ、久しく苦しむは、病のならひなり。病をうくれば、病苦のみならず、いたき針にて身をさし、あつき灸《きゅう》にて身をやき、苦《にが》き薬にて身をせめ、くひたき物をくはず、のみたきものをのまずして、身をくるしめ、心をいたましむ。（巻第一・三六）

いきなり「性」のテーマ――広島弁のおいちゃんの登場

広島弁のおいちゃん　（近くの席で聞き耳を立てていたが、突然）すいませんが、ちょっと口をはさませてもろうて、ええです？（タバコを吸う）いやね、営業の途中でコーヒー飲んで一服しとったんじゃが、さっきから名前が出てきとる、益軒いうんは、あの「接して泄《もら》さず」の人ですかいのう？　男は挿入しても、射精をがまんせい言うとる……。

孫思邈《そんしばく》〔唐代の医者。最初の医学全書と言われる『千金方《せんきんぼう》』を著す〕がいへる意《こころ》をおもんみるに、四十以上の人、血気いまだ大《おおい》に衰《おとろ》へずして、槁木死灰《こうぼくしかい》〔枯木や灰〉の如くならず、情慾、忍びがたし。然《しか》るに、精気をしば〳〵もらせば、大に元気をついやす故、老年の人に宜《よろ》しからず。こゝを以《もっ》て、四十以上の人は、交接のみしばしばにして、精気をば泄《もら》すべからず。四十以後は、腎気《じんき》ややうやく衰《おとろう》る故、泄さゞれども、壮年のごとく、精気動かずして滞《とどこお》らず。此《この》法行ひやすし。この法を行へば、泄さずして情慾はとげやすし。然れば、是《これ》気をめぐらし、精気をたもつ良法なるべし。

（巻第四・六五）

マスター　ええ、なぜかその箇所が有名になって……。たしかに、『養生訓』の巻第四には「慎色慾＝色欲を慎む」という部分があって、いわば性生活の自己管理について語っています。

広島弁のおいちゃん　マスターの話じゃあ、益軒いうんはすごい学者で、まじめな人じゃないですか。そんなまじめ人間もセックスをしとったんですか？　セックスが好きじゃったんですかいね？

マスター　食欲と同じくらい、性欲は人間にとって自然なものでしょう。興味本位で「接して泄《もら》さず」の話をする人が多いですが、食べ過ぎがいけないように、セックスのし過ぎもいけない、と益軒は言っているだけです。「精気」とか「元気」を減らすと、寿命も短くなるからですね。しかも、年齢に応じた性交の回数が望ましいというのは、『千金方《せんきんぽう》』という中国の唐の時代の医書（六〇巻からなる）を祖述しているだけです（巻第四・六二）。これ以外でも、益軒は、しばしば中国や日本古来の伝統を借りて、代弁しているのです……。

論語に曰《いわく》……血気さかんなるにまかせ、色慾をほしいまゝにすれば、必先《かならずまず》礼法をそむき、法外を行ひ、恥辱を取て面目をうしなふ事あり。時過《すぎ》て後悔すれどもかひなし。かねて、後悔なからん事を思ひ、礼法をかたく慎むべし。況《いわんや》精気をついやし、元気をへらすは、寿命をみじかくする本《もと》なり。おそるべし。年若き時より、男女の欲ふかくして、精気を多くへらしたる人は、生《うまれ》付《つき》さかんなれ共〔身体が強いだろうけれども〕、下部《げぶ》の元気すくなくなり、五臓の根本〔腎〕よはくして、必《かならず》短命なり。

（巻第四・六一）

今郎　わしが想像するに、益軒は「回数」や持続力を誇る、いわゆる精力絶倫のタイプじゃなかっただろうよ。

マスター　ましてや、何か薬の力に頼って長持ちさせようなんて問題外ですね。「補薬《ほやく》のちからをたのむべからず」と述べています（巻第四・六一）。あ、「房事《ぼうじ》を快くせんために、烏頭附子《うずぶし》等の熱薬（興奮剤）のむべからず」（巻第四・六三）とも言ってるな。わかりますね、房事とはセックスのことです。セックスの快感を高めようとして興奮剤を飲む人を、戒めているのです

今郎　「薬」といえば、この前の土曜日は、土用の丑《うし》の日だったね。（広島弁のおいちゃんに向かって）おたくなんか、うなぎを食べて、精力をつけて、仕事もあっちのほうも、どんどん励もうというタイプじゃないの？

広島弁のおいちゃん　うなぎですか？　そりゃあ、嫌いじゃないです。そういえば、江戸時代から、うなぎで精がつくいうのは、有名な話じゃったようですね。たしか、山東京伝《さんとうきょうでん》（一七六一―一八一六年）いう戯作者《げさくしゃ》が、着物の柄もいろいろプロデュースしたなかに、うなぎが串刺しになった「うなぎつなぎ」いう、なかなか洒落たデザインがあったとか。で、山東京伝は、「腎虚《じんきょ》の人、つまり精力が減退した人は、このデザインの布でふんどしを作るといい」と宣伝したとかいうんじゃがね。

マスター　腎虚ね……。面白い話だけど、益軒は、同じ江戸時代でも、京伝より一世紀ほど前に活躍した人ですからね。歓楽を自ら求めたり、他人に勧めたりはまったくしません。性欲を満たすために性を追求することは戒めています。性は、やはり自然なものの発露であるべきなんです。

今郎　「自然」というが、接しても精液を漏らすなというあたりは、やはり益軒の「しぶちん」さが出ているんじゃないかい、福子さんじゃないが。自分のうちにある「大事なもの」を、出し渋ってるんだよな。

西洋との比較——生活技術としての養生

クレシダ　でも、セックスについての益軒の考え方、悪くないでしょう？　ちょっと西洋と比べてみます。ミシェル・フーコーの『自己への配慮』（性の歴史3、田村俶訳、新潮社、一九八七年）という本を読みますと、紀元一世紀から二世紀のギリシアやローマで、「快楽の濫用が心身におよぼす影響」が、自己の陶冶《とうや》とか、「自己への配慮」という観点のもとで強調されたそうです。

今郎　それは、フーコーの晩年の著作だね。自分の心身に配慮するとは、養生の本質そのものじゃないか。それで、「快楽の濫用」とは、過度なセックスや倒錯した性のことかな。しかし、紀元一、二世紀というと、ストア派の哲人やキリスト教徒たちを輩出した、道徳的な時代だったと思う。彼らが非常に禁欲的で、それを世間にも要求したという話じゃないのかい?

クレシダ　いいえ、「自己への配慮」は、道徳や宗教のような理念的なものではなくて、一種の「生活技術」だったんです。ポイントは、「理性的存在として自分自身を尊重する」ということだったようです。

今郎　ということは、現代のようなニヒリズムの時代、価値観が定まらない時代でも、いやそれだからこそ、人間の自然なあり方をみがく、「生活技術としての養生」は価値があるのだろうか。

広島弁のおいちゃん　そんなら、健康のために「吸い過ぎ」に注意しましょういうのと同じくらい、健康のために「やり過ぎ」に注意しましょういうキャンペーンもあって、ええんじゃないですかね?　(タバコをもみ消す)

今郎　性も多様化しとるから、「やり過ぎ」に気をつけるのは一部のおじさんたちだけじゃないのか。いまの若い世代にはそんな説教はお門違いだろう。

福子　「接する」とか、「漏らす」とか、何やいやらしい話題をあんまり続けんではしいわ。

今郎　でも、「接する」、つまり男性器を女性器のなかに挿入するかどうかだけを問題にするのは、性の矮小化《わいしょうか》ではなかろうか。性とは文化でもあるのだし、もっと人間らしく、想像力をもってだな……。

広島弁のおいちゃん　そいでもですよ、性の多様化もええかもしれんが、社会の少子化はどうするんですか？　男が女に精液を注入して子どもをつくる、つまり生殖いう、動物としての基本を忘れたら、人間はわや（だめ）になりゃあせんですか。

福子　（ぷいと席を立つ）あたし、あっちでちょっと電話してくるわ。

動物になりなさい――欲望の倫理

クレシダ　さっきのフーコーの話を続けていいですか？　益軒が決して性を否定しなかったように、古代ローマでも、性行為はそれ自体は自然で、害にはなりえないとされていました。ただ、ここも益軒と似ているのですが、性交渉とは貴重な物質、つまり精液の喪失だから、気をつけるべきだというのです。

今郎　おやおや、かたや紀元一世紀とか二世紀のヨーロッパ、かたや一八世紀初めの日本と、時代も場所も隔たっているのに、出し惜しみの点でずいぶん意見が合うんだなあ。

クレシダ　フーコーは古代ローマの養生法を紹介しているのですが、当時のある論者は、「心の欲望によってと同時に体の必要によって駆りたてられる場合に、性交にふけるのが最良である」と述べたそうです。

ルフスの注目すべき言い廻しによると、「心の欲望によってと同時に体の必要によって駆りたてられる場合に、性交にふけるのが最良である」。この自然な相互関連が、体そのもののせいで損なわれる場合が起こる。体が、いわばひとりでに暴れ出すわけである。体のこの興奮に呼応するものは何一つ心のなかに生じていない。体は一種の純粋な爆発に任せている。この場合には性行為は、ルフスによると完全に「激発的なもの」になる。……しかし反対に心は、……自分の体の欲する必要や要求のみに注意をはらうのではなくて、自らに固有な表象、しかも体のなかにどんな対応をももたぬ表象によって引きずりまわされる〔場合がある〕。むなしいうつろな表象。

（フーコー、前掲書、一七四—一七五頁）

マスター　へえ、身体の必要？　最良の性交のためには、「心の欲望」だけではなく、「体の必要」がついてこなければならないということですか？　益軒も、セックスにおける心と身体《からだ》とのバランスについて、こんなことを言ってますよ。「慾念をおこさずして、腎気《じんき》をうごかすべからず」（巻第四・六三）。欲望が自然にわき上がり、高まるという状況でもないのに、腎気つまり性欲をむりにかきたてるようなことはやめなさい、と。

広島弁のおいちゃん　要するに、「やりたい」いう気分の盛り上がりと、身体のほうも「やる」いう態勢ができとることと、その両方がそろわんと、セックスしても面白うないいうことですか。（クレシダのほうを向いて）おねえちゃん、あんたよう日本のこと知っとりんさるが、アメリカ人？

クレシダ　（広島弁のおいちゃんを無視して）心と身体との「自然な相互関連」が必要ということ、それを私たち議論していました。身体のほうが先行し、いうことをきかないと、その「相互関連」が損なわれる場合もある。逆に、「体のなかにどんな対応をもたぬ」、「むなしいうつろな」表象によって、心が「引きずりまわされる」こともある。だから、その論者が言うには、心を抑制し、心を身体に従わせることが大切なのです。

心は人身の主君也。故天君《ゆえにてんくん》と云《いう》。思ふ事をつかさどる。耳目口鼻形〔形は頭身手足也〕此五は、きくと、見ると、かぐと、物いひ、物くふと、うごくと、各其《その》事をつかさどる職分ある故に、五官と云。心のつかひ物〔従者〕なり。心は内にありて五官をつかさどる。よく思ひて〔考えて〕、五官の是非を正すべし。天君を以て五官をつかふは明なり〔心で五官を使うのは条理に合っている〕。五官を以《もって》天君をつかふは逆〔迷妄〕なり。心は身の主なれば、安楽ならしめて苦しむべからず。五官は天君〔心〕の命をうけ、各官職をよくつとめて、恣《ほしいまま》なるべからず。

〔巻第五・二〕

今郎　いまの社会なんかでも、エロ本とかアダルトビデオとか、きわどい情報があふれて、妄想を独り歩きさせている。性をゆがめていると、わしも思う。でも、だからといって、心を身体《からだ》に従わせる？　それでは、心はどうなる、動物並みじゃないか。

クレシダ　じつは、そうなんです！　フーコーは書いているんです、古代ローマの医学的養生法が提案するのは、「欲望の一種の動物化」だ、と。（広島弁のおいちゃんに対して）さきほどあなたは、「動物としての基本」を忘れてはならないと言いました。それは古代ローマと同じ知恵かもしれません。

広島弁のおいちゃん　古代ローマね。へへへ、学問はむずかしい思いよったけど、フーコーちゅう人は、なかなか人間のことわかっとるね。

クレシダ　ものを身体のなかに取り入れる（飲食）のと同じくらい、身体の外に排出することもたいせつじゃないですか。男性が精液を出すときも、欲望のままにではなく、もっと合理的であるべきです。つまり、「排出にかんする一つの自然学」をきちんと踏まえて、欲望すべきなのです。それを、フーコーは「欲望の倫理学」と呼んでいます。

広島弁のおいちゃん　欲望の倫理学？　そりゃ自己矛盾じゃないんかね。まあ、欲望をうまくコントロールする、いうことなんじゃろう。益軒の、いやもともとは中国の伝統医学ですか、それの「接して泄《もら》さず」いう訓《おし》えも、性欲はそこそこ満たしつつ、射精せんようにコントロールすることですけえね。これも矛盾いうたら矛盾じゃけど、長生きするには有効である、と。わしは暴発するタイプじゃけど、へへへ。

したがって、医学的養生法が提案するのは欲望《エピトゥミア》の一種の動物化である。この語の意味は、心の欲望を体の欲求へできるだけ厳密に従属させることであり、排出にかんする一つの自然学をもとに作られる、欲望の倫理学であると理解することが必要である。

（フーコー、前掲書、一七六頁）

養生は男の趣味？——何が〈自然〉か

福子（席に戻って）ま〜だ、下ネタ言うとるわ。けどやで、こうなったらあたしも言わしてもらうけど、「接して泄《もら》さず」か何か知らんけど、男同士で盛り上がっとるだけやんか。さっきの古代ローマの自然学？　倫理学？　それかて男目線やな。いくら男がセックス好きやいうても、あまりにも一方的すぎるんちゃう？　そんな養生論て、女には価値あれへんわ。いまの時代かて、『養生訓』読む人は、男ばかりちゃうの？

マスター　さあ、どうでしょうか。愛読者の性別の統計はちょっと知りませんけど……。

クレシダ　え〜と、私も福子さんに賛成です。さきほどは、益軒が封建時代を正当化したという批判をしました。彼にジェンダー・バイアスがあるのも、間違いありませんと思います。（福子のほうを向いて）簡単に言えば、男女差別ということですね。「接して泄《もら》さず」で、男は長生きできるかもしれません。けれど、セックスは男女両方のためにあるのです。パートナーである女性はどうなるのですか？

福子　だいたい、あれやで、女にとっては、健康よりも美容のほうが気になるものや。「いいセックスをすると、お肌がきれいになる」とか、「アンチエイジングに効く」とか言うてもろたほうが、よっぽど女心をくすぐるわ。

今郎　わしは知らんが、「い、いいセックス」というのが大事らしいね。そうであれば、ホルモンがうまく分泌して……。

クレシダ　ホルモンを分泌させるためならば、男はいらないでしょう。自慰でもいいし、パートナーが同性でもいいはずです。

広島弁のおいちゃん　それなら、子どもの生まれんセックスでもええんですか？　病的に自慰にふけることも含めて、そういうセックスは、やはり自然の営みに反する思うんじゃが。

マスター　「何が自然なのか」という問題がまた出てきましたね。私は、挿入して射精する、あるいは射精をがまんするのだけがセックスではないと思います。――自然ということでいえば、益軒は、精液を「泄《もら》さないように」とは勧めますが、「いっさい出すな」とは言っていません！　彼はがまんそのものを奨励しているわけではないし、（福子を見ながら）むやみな「しぶちん」でもない。むしろ、気力の充実した人が禁欲して、長く漏らさないようにしていると、「腫物《はれもの》を生ず」とも注意しています（巻第四・六二）。あ、これは益軒自身の説じゃなくて、例の中国の医書『千金方《せんきんぽう》』からの引用か。ともかく、性についても、東洋の長い知恵があるんでしょうね。

　男女の交接の期《ご》〔周期〕は、孫思邈《そんしばく》が千金方《せんきんぽう》〔三〕曰《いわく》、人、年二十〔ノ〕者は四日に一たび泄《もら》す。三十〔ノ〕者は八日に一たび泄す。四十〔ノ〕者は十六日に一〔タビ〕泄す。五十〔ノ〕者二十日に一〔タビ〕泄す。六十者〔ハ〕精をとぢてもらさず。もし体力さかんならば、一月に一たび泄す。気力すぐれて盛なる人、慾念をおさえ、こらゑて、久しく泄さゞれば、腫物《はれもの》を生ず。

（巻第四・六二）

今郎　その東洋の知恵でいえば、年齢に応じたセックスの推奨回数みたいなものを提案してるのも、わかりやすくはあるね。二〇歳なら四日に一回、三〇歳なら八日に一回ときて、五〇歳なら二〇日に一回にしとけ、とか……。いや、わしはそんなにはできないが、この頃そら、高齢者の性というのが話題になるだろ。

福子　いくつになっても、がんがん励んで、ぽっくり死なはったらええがな。バイアグラとか何とか、効く薬ありまっせえ。

マスター　それはあんまり……。やっぱり、高齢者には高齢者の「自然」さがあるのかもしれませんね。年齢に応じた「自然」、つまり身体《からだ》や心の持ち方、「熟年」と呼ばれるにふさわしいマネジメントの仕方が。

今郎　その一方で、性についてもやっぱり迷信的な考えを抜け出られないのは、益軒さん、残念だね。たとえば、冬至には、やっと生じた微小な「陽気」を大切に養うので、活動してはいけない、外出も避けるべきだと述べて、「冬至の前五日、後十日、房事《ぼうじ》を忌《い》む」（巻第六・二〇）なんて書いているだろう？　冬至にはセックスをするなだなんて……。

福子　余計なお世話やがな！

今郎　……そうだし、根拠も非科学的だ。雷まじりの暴風雨になったら、夜中でも起き出してきちんと服を着ろという、さっきの話と同じくらい、笑える。

マスター　まあ、その「陽気」の概念は、陰陽《いんよう》の思想に由来して、西洋科学の合理性と異質なのは確かですね。それと、暖房が自由にならない時代ですから、極寒のときに裸で激しい運動を、セックスをするのは心臓に悪い、みたいな経験則はあったかも。

福子　マスターもまじめに見えて、すけべやな。

天地の理、〔陰陽の比率は〕陽は一、陰は二也。水は多く火は少し。水はかはきがたく、火は消えやすし。人は陽類にて少く、禽獣虫魚《きんじゅうちゅうぎょ》は陰類にて多し。此故《このゆえ》に陽はすくなく陰は多き事、自然の理なり。すくなきは貴《たっ》とく多きはいやし。君子は陽類にて少く、小人《しょうじん》は陰類にて多し。……人身〔人身の中に〕は陽常《つね》にすくなくして貴とく、陰つねに多くしていやし。故に陽を貴とんでさかんにすべし。陰をいやしんで抑《おさ》ふべし。元気生生すれば〔いきいきと生ずると〕真陰も亦《また》生ず。陽盛《さかん》なれば陰　自《おのずから》　長ず〔成長する〕。陽気を補へば陰血〔陰に属する血液〕自生ず。　（巻第二・六八）

自然主義と東洋／西洋

クレシダ　ともかく、「自然」であろうとするのは、東洋の専売特許ではありません。さきほどは、フーコーに従って、古代ローマの人々が「自然」な生活を大事にしたことを紹介しました。その後、キリスト教が主流になると、自然に対する西洋人の態度はかなり変わり、厳しくなります。

福子　なんで？　なんでキリスト教やと厳しいなるの？

今郎　キリスト教では、自然は不完全な存在、「悪」とみなされる傾向があった。

クレシダ　そうです。ただ、変わらない面もあり、ヨーロッパの中世になっても、養生思想で生活をコントロールすることを、「生命の自然な欲求の洗練教化」と考えていたようです（H・シッパーゲス『中世の患者』浜中淑彦監訳、人文書院、一九九三年）。

今郎　自然な欲求を「洗練教化」する？　それはつまり、欲求を抑えつけるのでなくて……。

クレシダ　英語でいえば、カルティベート＝cultivate するのです。カ、カルチャー、（耕すこと、文化）と語源は同じです。荒々しいが価値ある自然を、精神的なものにつくりかえることですね。

〔西洋中世で「生きる技術《アルス・ヴィヴェンディ》」を論じた〕これらの冊子がもとにしているのは、身体の本性から来る基本形式や原欲求であり、それらは自然的原因をもつからこそ、陶冶《カルチャー》（自然的でない原因）を必要とする。

（H・シッパーゲス『健康と社会』Gesundheit und Gesellschaft. Ein historisch-kritisches Panorama, Springer-Verlag, 2003, S.33）

広島弁のおいちゃん　うわあ、まるでカルチャー、、、センターの先生みたいに（笑）、おたくは上手に話してですね。そいじゃが、東洋思想ちゅうても、私らにあまり関係ない。いまの日本人の頭や心は、半分以上西洋人的じゃないですか？

クレシダ　それなら、わざわざ日本に留学してきた私は、半分以上日本人かもしれませんね。どうして私のような「西洋人」が出てきたでしょうか、考えてみてください。さっき見たように、古代のギリシアやローマは、現代のヨーロッパとはかなり違うんです。「西洋」は一つではありません。ともかく、「ありのまま」をたいせつにする点、ある種の自然主義というか、それは日本と、古代のギリシアやローマで共通しているのかもしれませんね。古代の、ですよ。もっといえば、近代や現代の西洋というのが、おかしな、特殊な文化をつくり出しているのかも……。

マスター　そういえば、クレシダさんは、本居宣長をご存じですか。

クレシダ　「モトオリ・ノリナガ」言いますと、あの国学の代表者ですか、江戸時代の？

マスター　そう、歴史や国語の教科書にも出てくる有名な思想家ですが、じつは医者を本業としてたんですね、これが〜。

宣長も養生派

福子　医者で学者て、そう珍しないんちゃう？

マスター　話の腰を折らないでくださいよ！　宣長は一七三〇年、益軒よりちょうど一世紀後に生まれています。歴史に名を残す彼ほどの知的巨人でも、学問で食べていくことはできなかった。若いときに京都で医学を修め、内科・小児科の医者として生活したのです。

今郎　宣長は、伊勢の国は松阪の出身だったね。

マスター　そうです。彼の旧居の跡に本居宣長記念館が建てられ、私は行ったことがないけど、そこのウェブサイトがまことに充実している。「今月の宣長さん」というコーナーもあって、彼への細やかな愛情がにじみ出ていますよ。

福子　そいで？　宣長はんが医者にならはったから、どやいうの？

マスター　益軒とよく似た医学論、養生論を説いているらしいんですよ。いわく、薬や鍼灸《しんきゅう》は病気を治す補助的な手段であり、メインは自分の「気」で治すのだ。つまり、「養気は医の至道《しどう》」だと。満腹にならないよう、食事の量を少なめにせよとか、身体をいつも動かしていなさい、思いわずらいはやめときなさいというのも、益軒と同じですね。そうすれば、「気」が順調にめぐって、滞《とどこお》らないというわけです。

其《そ》れこれを養う術はまた他に無し。食を薄くして飽《あ》かず、形を労して倦《う》まず、思慮は常に寡《すくな》くす。則《すなわ》ち気に従って順となり、周流して滞らず、その政は四末に溢れ、衆官闕《けっしつ》失有ることなし。その病《やまい》いずくんぞ発せんや。

（本居宣長「藤文輿が肥に帰るのを送る序」（送藤文輿還肥序））

http://www.norinagakinenkan.com/norinaga/kaisetsu/igakukan.html

其養之術、又無他、食薄而不飽、形労而不飽、思慮常寡、則気従以順、周流不滞、其政溢乎四末、衆官莫有闕失、其病又悪乎発。

（『本居宣長全集』第一八巻「詩文稿」、筑摩書房、一九九〇年、一〇頁）

クレシダ　あれっ、宣長は国学者でしたね。そして、すべてをありのままに受けとめる大和心《やまとごころ》を賞賛し、善悪をあげつらう「漢意《からごころ》」を否定したわけでしょう？　それなのに、古代中国に由来する「気」というコンセプトを使って、養生を論じるのは、何か矛盾していませんか？

マスター　そのへんは私もわかりません。想像するに、医者としては、やはり自分が学んだ中国医学に一目置かざるをえなかったのか……。あるいは、「気」の思想が日本にも浸透しきっていて、宣長もそれに違和感をおぼえなかったのか……。

今郎　益軒さんと、どちらが長生きしたのかな？

マスター　えーっと、七一歳で死んだ宣長に対して、益軒は八四歳まで生きていますから、長寿の点では益軒に軍配が上がります。――そうそう、晩年の宣長は入れ歯をしていたそうですから、八〇歳過ぎても「歯は一本も抜けていない」と誇っていた益軒のほうが、この点でも上ですか。彼は干した塩を使って、歯と歯ぐきを毎日みがいたそうです。

今郎　干した塩ねえ……。

放射能汚染という「外邪」

広島弁のおいちゃん　（割り込む）みなさん、ほんとまじめに議論しとってところ、いうて悪いが、そんな知識や学問で寿命が延びるんかね？　そりゃ健康には気をつけたらええ思いますよ。けども、それは各自が心得ればええことじゃないですか。それと、さっき「自然は悪」だとかいう話を——キリスト教ですか？——しとられたが、別にそれはよその国のことじゃない思いますよ。

マスター　と言いますと？

広島弁のおいちゃん　みなさんがた、東北の大震災のことは忘れとってんかね！　大災害に襲われたら、日頃健康に気を配っておっても、何の意味がありますか？　それに、原発事故はいまでも影響を及ぼしとるんですよ！　低線量か何か知らんが、放射線にさらされた子どもたちは、今後どのような「養生」をすればええいうんですか？　個人的な努力は、大きな環境からの負荷に対してあまりにも無力じゃないんですか？

福子　そやなあ……。そういえば、益軒さんは健康を害する要因として、湿気とか暑さとか、「外邪《がいじゃ》」をいくつかあげとったけど、放射線なんちゅう「外邪」は思いもよらへんかったやろ。

今郎　天も病むのかな……。「祈るべき天と思えど天の病む」と石牟礼道子はつぶやいた。水俣病の語り部と言われる、あの文学者だ。

広島弁のおいちゃん　湿気とか暑さとか、少しずつ健康をむしばむいうても、たかはしれとります。そういうのを越える圧倒的な規模や種類の「邪」は——見えない点では同じじゃけど——人間では何ともならん！

クレシダ　放射能に汚染された場所の放射能除去はもちろん必要ですけど、とくに子どもたちを避難させるとか、少なくとも一定の期間「保養」させて、放射能の害をできるだけ軽減するとか、ほんとは対策を急がなくてはいけないんですが……。子どもにだって広い意味での養生は必要なんですね。

広島弁のおいちゃん　国や関係者は、チェルノブイリから何を学んでおるんか！わしはこう見えても、広島近郊の生まれでしてね、原爆の被害は小さい頃から細々とよう聞かされて、育ったんですよ。それでも、低線量被曝とかの問題いうのは、広島・長崎の頃はまだ知られておらなんだ。こういう新しいタイプの健康被害に、いま日本に住むわしらはさらされとるんですよ！

マスター　ごもっともですが、だからこそ新しいタイプの「外邪」に対応する、新しい生活スタイル、新しい「養生」を、私たちはつくり上げていかなければいけないんでしょう。

今郎　益軒にとって、天は父、地は母だった。いまのわしらは環境をそこまで信頼できない。ニーチェの言う、「大いなるすこやかさ」（本書八五頁参照）を、わしらは得られるだろうか。

福子　そういえば、広島・長崎に原爆が落とされたのも、暑い季節やったわね……。ともかく、子どもたちのこれからの人生をめちゃめちゃにしてしまうわ、あたしらが放射線とか環境の変化に無関心でいたら！

マスター　養生に無関心で自分の「内慾」を追求すると、「気」を減らしてしまい、死に近づく。だから、欲におぼれるのは、自殺行為だと益軒は書いていますが（巻第二・三五）、放射線の問題に無頓着な生活を続けるのも、緩慢な自殺と同じかもしれません。

（一同沈黙する）

今の人の欲をほしゐまゝにして生をそこなふは、たとへば、みづからのどぶえをたつが如し。のどぶゑをたちて死ぬると、養生せず、欲をほしゐまゝにして死ぬると、おそきと早きとのかはりはあれど、自害《じがい》する事は同じ。気つよく長命なるべき人も、気を養はざれば、必《かならず》命みじかくして、天年をたも

たず。是《これ》自害する也。　　　　　　（巻第二・三五）

広島弁のおいちゃん　（遠くに花火の音を聞きつけて）おや、花火ですか？

福子　今夜は、夏祭りがあるんやわ。すごい人出になりそうやね……。

マスター　みなさん、気をつけて家にお帰りくださいね。それから、夏バテしないように。夏は、ほんとは暑くて疲れるだけではなく、魅力のある季節のはずなんですがね。

クレシダ　日本の夏の魅力？　どんなものですか？

マスター　さっき今郎さんが引いていた三島の小説の一節、「夏は悠々《ゆうゆう》と美しく老いつつあった」ですか、あれは晩夏だと思うけど、益軒はたぶん初夏の木々について、『楽訓《らくくん》』でこのように語っています。「日々に物を引《ひき》のぶるやうに見えて、ひたすらに緑のいろふかき夏木立《なつこだち》こそ、花にもおさおさおとるまじけれ」ってね。春の桜にさえ見劣りしない「夏木立」、この言葉に私はすごく惹かれるんです。

広島弁のおいちゃん　わしも夏に生まれたせいか、夏いう季節には元気もらえる感じがしますのう。

福子　「ひたすらに緑のいろふかき」てか……。まあ、ええ日本語ではあるわね。
——自然の力強さに人間が負けてたら、どもならんな。（立ち上がって）よし、外邪に
めげず、いっちょ気張っていこか！

養生の向こう側——流行病に見る

身体《しんたい》を持たぬ、精神だけで存在する天使ならば、一日一日の命をあくせく刻《きざ》むこともないであろう。世に生きて命を養う人の切実さを知らぬであろう。

まがまがしい（禍々しい）という言葉がある。ひとりの人の通常の疾病《しっぺい》、あるいは加齢の末の死であっても、それは当人や近親者には世界の相貌を変える出来事であるが、生命としては通常のサイクルの完結と捉えられる。それが、飢饉もそうであるが、異常な原因による人間の大量死となると、「禍《わざわい》」として耳目を集める。

エボラ出血熱の脅威は近年の大きなニュースの一つとなった。この種の感染症は、それまで基本的にはすこやかに過ごしてきた人々の生を、一挙に、暴力的に奪い去る。個人の営々とした養生の努力をあざ笑う、マクロな死の圧制。

地球規模の感染症が日本を襲うことは、江戸時代にもすでにあった。当時は「はやりやまい」と呼ばれた。「疫病」という言い方もあり、これは上から課されるつらい仕事（役《えき》）のように万人に割り当てられる病気という意味だったらしい。もちろん、病原菌という思想は当時の日本にはまだ知られておらず、因果関係を踏まえた科学的な対処は、したがって望むべくもない。（感染症そのものは昔からあるわけで、中国医学でいう「傷寒《しょうかん》」の多くは、腸チフスであろうと推測されている。）人々は、そこで、「迷信」に頼る。天然痘（疱瘡《ほうそう》）よけのまじないとして、「疱瘡絵」というものが描かれ、拝まれもした。あるいは、漠然とした精進に頼ることもあった。江戸末期の医家、平野元良（一七九〇―一八六七年）は、人々の贅沢が天を怒らせ、その罰として飢饉および疫病が下されると考えて、行いを正しくするように説いた。飢饉のあとは「陰徳《いんとく》」、つまり人に知られないで善行を重ねることが大事だというのである（瀧澤利行『養生の楽しみ』大修館書店、二〇〇一年）。

人の生を断ち切る死の暴力の圧倒に抗して、それでも養生の細々とした努力を擁護する向きもあった。養生を続けても、不意の疫病などで若死にする可能性は防げないが、それは養生が行き届かなかったせいではないと論ずる者（鈴木朖《あきら》、儒学者。一七六四―一八三七年）もいれば、ふだん養生を守っていれば、「無病にして天寿を十分に全うして死期に及んで苦悩なし」と、より積極的に論ずる者（松本遊齋。『養生主論』一八三二年の著者）もいた。

他方で、「内養生の法を修しても、外衛生の道を失へば、又天命を保ちがたし」と、公衆衛生の観点から、「外」すなわち社会的対策の重要さを訴える人（水野澤斎。『養生辨』編者）も、その時期に現れた（瀧澤利行、前掲書）。

秋《しゅう》涼《りょう》の巻

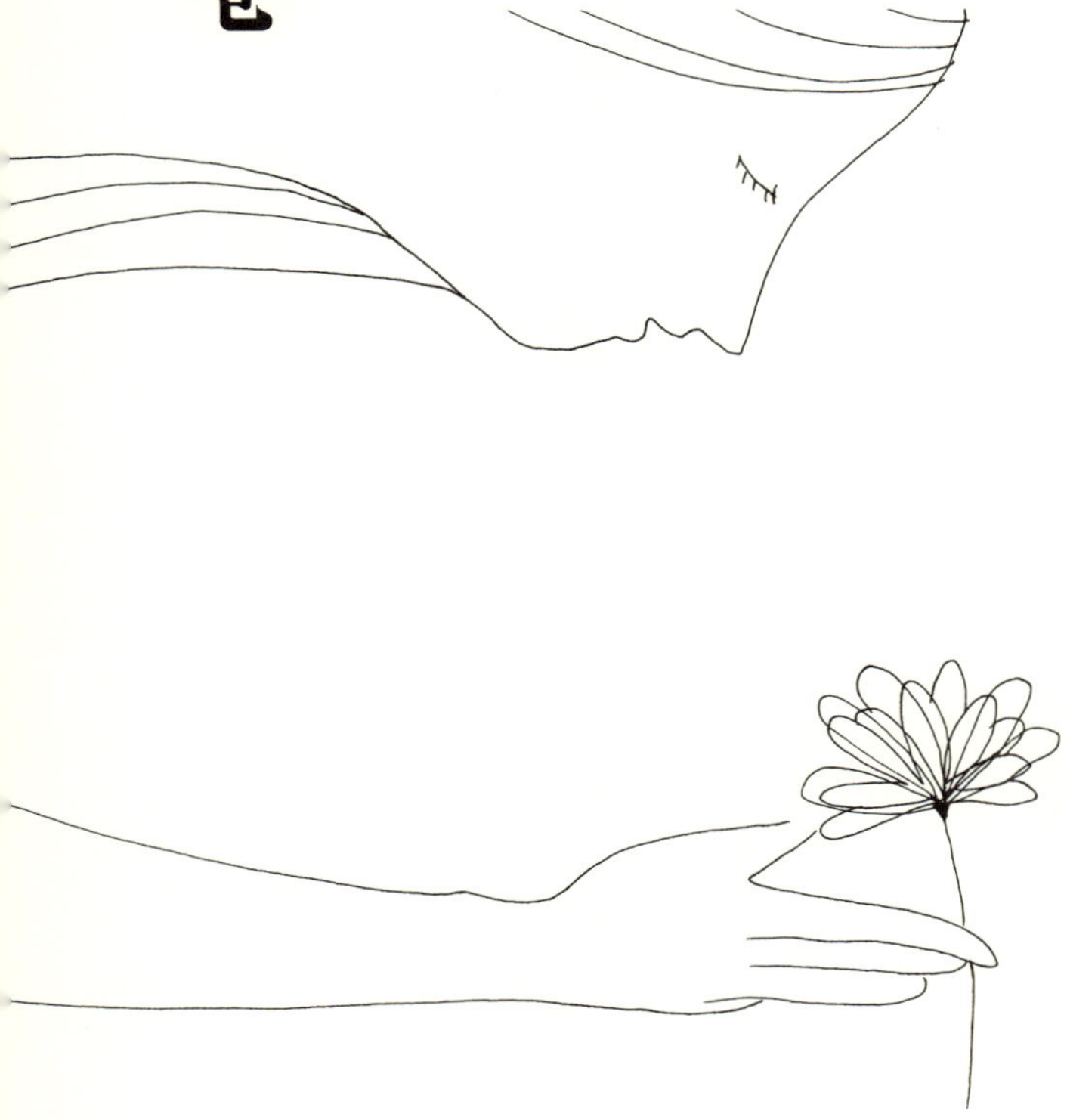

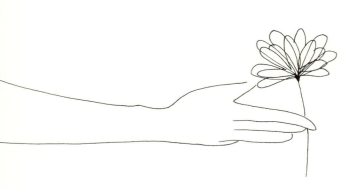

秋は、夏の間肌《はだえ》開け〔開いた皮膚〕、七八月は、残暑も猶烈《なおはげ》しければ、腠理《そうり》〔肌のきめ〕いまだとぢず。表気《ひょうき》〔皮膚の表面の気〕いまだ堅からざるに、秋風すでにいたりぬれば、感じてやぶられ〔きずつき〕やすし。慎んで、風涼にあたり過《すご》すべからず。

（巻第六・一八）

お風呂の入り方

クレシダ （Kカフェに入ってくる） こんにちは〜。一一月入って、やっと秋らしい気候なりました。

今郎 あんた、「天高く、馬肥《こ》ゆる秋」って日本語、知ってるかい？

クレシダ 「天高く」は、空が高い？ 晴れていること？ 「うまこゆる」って何ですか？

今郎 だから、馬が肥えるのさ、たくさんえさを食べて。「食欲の秋」とも言う。

福子 （食べていたスコーンのくずを払い落としながら） いやや、肥えるやて……。そんな言葉、聞きとないわ。

今郎 そうだ、クレシダさん、この前近所で見かけたとき、あんた何やら柔道着のようなものを着てランニングしていたが……。

クレシダ いえ、空手着です。私は空手を習っていますので。

今郎 わしも運動はしとるぞ。ただのジョギングだがね。

マスター （奥から出てきて） 私はもっぱら水のなか、プールで泳いでますね、ここ

一〇年以上。おかげで風邪はほとんどひかない、無病息災です。（と胸をはる）

福子　はいはい、すんません。あたしは、ものぐさやよってにな。運動きらいです〜。けど、一病息災ともいうでぇ〜。マスターも何か病気の一つでもあったほうが、かえって長生きするんちゃうか。

クレシダ　おお、汗かいてお風呂入ると、とても気持ちいいですよ。

福子　そやからさあ、風呂は好きやいうてんの、運動なんかせんかて。もう、ええから、マスター、何か話してえな。そら、益軒さんも風呂が好きやとか……。

マスター　はい、それはそのとおりなんですけど、お風呂にもいろいろありますよね。

福子　はあ？　まさか江戸時代にシャワーがあったとか？

マスター　そうじゃなくて、日本の昔の風呂は、蒸し風呂だったみたいですよ。

福子　サウナかいな？

マスター　蒸気という点ではね。お湯につかる、いまのような入浴方法が一般化したのは、江戸時代の中頃のことだったそうです。

今郎　江戸時代の中頃？　益軒さんが入ったお風呂は、ではサウナだった？

湯浴《ゆあみ》は、しばしばすべからず。温気過《すぎ》て肌開《はだえ》け〔肌の毛穴が開き〕、汗出《い》で気へる。古人、十日に一たび浴《よく》す。むべなるかな。ふかき盤《たらい》に温湯少し入《いれ》て、しばし浴すべし。湯あさければ温過《あたたかすぎ》ずして気をへらさず。盤ふかければ、風寒にあたらず。深き温湯に久しく浴して、身をあたゝめ過《すご》すべからず。身熱し、気上《のぼ》り、汗出《いで》、気へる。甚《はなはだ》害あり。（巻第五・三九）

マスター　いや、『養生訓』では、入浴のことを、「湯浴《ゆあみ》」と呼んでいます（巻第五・三九以下）。そして、入浴はひんぱんでないほうがいい、と述べているんですよ。夏以外は一〇日に一回でいい、と。

福子　ええっ、一〇日に一回!?　気持ち悪いし、不潔やないの。

マスター　そら、あれは春だったかな、私たちが益軒の「気」の思想について話したとき、気は増えたり、減ったりすると、私言ったでしょ（本書三〇―三五頁）。今郎さんは、非科学的だとか言って、顔をしかめていたけれども。風呂に入り過ぎてはいけない理由は、それなんです。

福子　（肩をすくめて）わからへんわ。

マスター　益軒の言葉によれば、身体が温まり過ぎると、現代的に言うと毛穴が開いて、汗が出るというわけです（巻第五・三九）。そして、汗とともに大事な「気」が流失する、と。もっとも、温泉は好きだったみたいです。彼は九州の黒田藩――いまの福岡県ですね――に出仕していたので、近くの二日市や杖立《つえたて》など、九州の温泉にはあちこち行っているほか、関西に旅行したときは有馬温泉を訪ねて、『有馬湯山記』という紀行文を残しています。『養生訓』でも温泉での「湯治」に触れていますが（巻第五・四九―五二）、手放しで推奨してはいません――どんな病気にでも効くわけではないとか、一定の回数や時間を守れとか。

今郎　旅行も温泉もリラックスできて、養生にはいいだろう。ともかく、汗をかくのは健康的だよ。でなければ、誰が熱いサウナにがまんして入る？　わしの友人は、風邪なんか、サウナに入れば一発で治ると豪語しとったな。

福子　そんな人に限って、脳卒中か心不全でぽっくりいくんやで～。

養生、スポーツ、芸能——方法の問い

浴湯の盤《たらい》の寸尺の法、曲尺《かね》にて竪《たて》の長二尺九寸〔八七センチメートル〕、横のわたり二尺〔六〇センチ〕。右、何《いずれ》もめぐりの板より内の寸なり。ふかさ一尺三寸四分〔四〇センチ〕、めぐりの板あつさ六分〔一・八センチ〕、底〔底板〕は猶《なお》あつきがよし。ふたありてよし。皆、杉の板を用ゆ。寒月〔冬期〕は、上とめぐりに風をふせぐかこみあるべし。……湯は、冬もふかさ六寸〔約一八センチ〕にすぐべからず。夏はいよいよあさかるべし。

（巻第五・四四）

今郎　そういえば、かつて国民的大スターだった野球選手は、いまで言う半身浴を心がけていたのに、脳梗塞《のうこうそく》になってしまったらしいね。

マスター　半身浴といえば、益軒は徹底しています。まず浴槽、つまり「たらい」は深さ四〇センチメートルくらいに作って、そこに入れるお湯は冬でも一八センチを越えてはいけない。

福子　うそ！　半身どころか、おへそも隠れへんよ。だいたい、「たらい」やなん

て、まるで庭でする昔の行水《ぎょうずい》やがな。風邪ひいてまうで！

マスター　いえ、つかっているお湯はおへそまでしかなくても、別の「温湯」——熱い湯はだめです——を肩口から少しずつ注ぎなさい。このやり方なら、気が上《のぼ》って減ることを防げるし、身体を冷やすこともない、と。（福子、まゆをつり上げる）

クレシダ　さっきの脳梗塞の話ですが、すぐれたアスリートが健康で長生きできるとは限りませんね。パフォーマンスを維持するために、かえって身体《からだ》に負担をかけて……。

今郎　（入口に近い席のほうを見て）おおい、マスター、あちらの女の子が、いやお客さんが、呼んでるぞ。

（マスター、注文をとりに行く。「ケーキセットですね」、「はい、モンブランとブレンドで」という会話が聞こえる）

今郎　さっきの続きだが、相撲取りは、無理してるアスリートの典型かもしれんなあ。勝負に勝つために無理にご飯をつめ込んで、身体を大きくする。それで内臓に負担をかけて、長生きできない元力士が多いとかいうな。

福子　ご飯をつめ込むのは、まだかわいいもんやろ。そら、筋肉増強剤かいな、薬つこうて、えらい身体をムキムキにして。あれはどうやの？

クレシダ　アスリートにとって、身体は最大で唯一と言っていい道具、武器ですから、それを強くして勝ちたいという考えはわかります。問題は、その強くする仕方、方法と言いますか。

今郎　養生もスポーツも、身体を鍛えるという点では共通するが、その方法が違うということかな。

福子　いや、養生は身体を「鍛える」んかいな？　ほんま？

今郎　たしかに、身体を鍛え抜いて、早死にしてしまったのでは、意味がないよね。養生にふさわしい身体とのつきあい方があるんだろう。それと、クレシダの言った「方法」という点で考えると、養生はどんな方法をとるのか？　養生に、そもそも方法はあるのか？

福子　そりゃ、あるやろな。『養生訓』いうのは、その方法を教えてくれはる本やないの？　それも、えろう細かい指示を出してはる……。

マスター　（カウンターの向こうに戻って）たしかに、『養生訓』の指示は細かいですが、それは何よりも「元気を養う」ためなんです。汗をかいて「気を減らす」ことを戒《いまし》めるのも、それです。逆にいえば、元気は自然に存在するもので、それを人間ががんばって増やす方法などないでしょう。

人、毎日昼夜の間、元気を養ふ事と元気をそこなふ事との、二《ふたつ》の多少をくらべ見るべし。衆人〔多くの人〕は一日の内、気を養ふ事は常にすくなく、気をそこなふ事は常に多し。養生の道は元気を養ふ事のみにて、元気をそこなふ事なかるべし。もし養ふ事はすくなく、そこなふ事多く、日々つもりて久しければ、元気へりて病生じ、死にいたる。この故に衆人は病多くして短命なり。かぎりある元気をもちて、かぎりなき慾をほしゐまゝにするは、あやうし。

（巻第二・一三）

古人は、詠歌《えいか》舞踏して血脈を養ふ。詠歌はうたふ也。舞踏は手のまひ足のふむ也。皆心を和らげ、身をうごかし、気をめぐらし、体をやしなふ。養生の道なり。

（巻第二・五三）

クレシダ　それを西洋と比較して見ましょう。古代ローマの時代には、わずかな暇を見つけて、「朗読、剣術、球技、ランニング、散歩」をすることが奨励されていたそうです――「体の健康管理」のために（前掲、フーコー『自己への配慮』）。

マスター　球技やランニングってとこは、何か現代人に近いですね。

福子　それに、朗読するのかて、身体によさそやで。健康朗読いうクラスが、カルチャーセンターにあるらしいよ。

看護学生　（いつのまにか近くに立っている）大きな声を出すと、肺とか、腹筋とか、全身を使いますもんね。歌を歌うのも同じ効果があるんです。ほんとなんですよ。私、大学の合唱団に入ってるんですけど。

マスター　そういえば、益軒も、「詠歌《えいか》舞踏」を養生法として勧めています。どちらも、「心を和らげ、身をうごかし、気をめぐらし、体をやしなふ」ものだというんですね（巻第二・五三）。

今郎　つまり、リラックスしながら芸能を楽しむのが、身体と心にいいということかい。「方法」という発想とは違うようだ。マスターが夏に言っていた（本書八二―八五頁）、「楽《らく》」の精神なのかな？

方法的で「質」的なスタンス

マスター　何を目標として、そこにいたる「方法」を考えるかにもよるでしょう。養生は、他人に誇るために追求するものじゃない。益軒は、長寿で世界一を目指したわけではないし、マスターズでしたっけ、高齢アスリートの大会に出て記録をつくろうとしたわけでもない。健康とか、頑健とか、長生きとかいうだけではなく、もっと全体的な「すこやかさ」が、彼の目標だったと思うんですよ。英語でいうなら、ウェルビーイングというやつかな。

看護学生　ただ長生きする、延命させることが大切なのではなくて、「生命の質＝QOL」に注目すべきだって、生命倫理の授業で習いました。

クレシダ　（まゆをしかめて）では、末期になって「生命の質」が低ければ、治療をやめて死なせるということですか？　それは危険な考えです。

今郎　生かすかどうかの基準に使われると、「質」の意味が変わってくるんじゃないか。だいたい現代社会では、順位を重視したり、数字や量で目標を決めたりすることが多い。多すぎる。養生のよさは、それとは別な「質」の部分にあるし、またその

「質」を達成する、方法的な思考や生き方は可能だということなのかな。

看護学生　でも、若いサッカー選手にも、「試合を楽しみたい、そうすれば結果はついてくる」という人たちはいるっていうか〜。

マスター　結果を出そうと過度に緊張しない、試合に柔らかく入る、という点では、「質」をうまく引き出す心構えかもしれません。

貧賤《ひんせん》なる人も、道を楽しんで日をわたらば、大なる幸なり。しからば一日を過《すご》す間も、その時刻永くして楽《たのしみ》多かるべし。いはんや一とせをすぐる間、四《よつ》の時〔四季〕、おり〳〵の楽《たのしみ》、日々にきはまりなきをや。如此《このごとく》にして年を多くかさねば、其楽《そのたのしみ》長久にして、其しるしは寿《いのちなが》かるべし。知者の楽《たのしみ》、仁《じん》者《しゃ》の寿《いのちながき》〔『論語』〕は、わが輩及びがたしといへども、楽《たのしみ》より、寿《いのちながき》にいたれる〔毎日を楽しみながら長命になる〕次序は相似たるなるべし。

（巻第二・一八）

マスター　で、益軒にもどると、基本はやはり「楽《らく》」の思想だと思います。たとえ貧しくても、「道を楽しんで日をわたらば、大なる幸なり」というんですね。同じ一日でも、時間がゆっくりと経過し、多く楽しみが感じられるだろう。同じ一年でも、四季それぞれのよさをきめ細かく楽しめるだろう。このようにして長年を楽しみながら過ごせば、自然と長寿を達成できる。こうして「楽《たのしみ》」から「寿《いのちながき》」にいたる道は、貧富を問わないし、知者や仁者でない人間にもできる、と（巻第二・一八）。

看護学生　そこで言われている「楽」って、私たちが「楽をする」というのと、違うっていうか〜。

マスター　不必要な緊張や苦労を避けるという点では、共通しているでしょう。現代風にいえば、スローな暮らし方ということかな。瞬間的な快楽とは正反対です。好きなだけ飲み食いしたり、セックスしたりすると、はじめは何とか「快い」かもしれないが、そういった快楽は、必ず後で、当人を害する永続的なわざわいになってしまう。はじめに努力してがまんすれば、必ず「後の楽《たのしみ》となる」、と益軒は述べています（巻第二・一五）。

今郎　また、節制しろ、がまんしろのお説教かい。

看護学生　お菓子のモンブランがおいしいからといって、ぱくぱく食べると太ってしまう。それは自分でわかってるっていうか〜。

マスター お説教というより、それがやはり養生の方法だし、心構えの核心なんですよ。人間学の面からいうと、心が人体では「主君」であり、目や耳などのいわゆる五感は、心に仕える「五官」、「五つの官職」です。だから、五官は心の出す命令をおとなしく聞いて、各自の職務を果たしなさい、と（巻第五・二）。それに対して、瞬間的な快楽というのは、五官が好き勝手に暴走することです。

看護学生 でも、私の「心」は、舌と一緒になって、「モンブランはおいしい」と言うんです〜。ほんとなんですよ。これ、新栗を使ってるんですか？

マスター （苦笑いして）セットのコーヒーも、秋ブレンドでモンブランに合いますしね。それはもう、お楽しみいただいていいんですよ！

呼吸法、運動、「医学概論」

調息《ちょうそく》の法、呼吸をとゝのへ、しづかにすれば、息やうやく微《び》也。弥《いよいよ》久しければ、後は鼻中に全く気息なきが如し。只臍《ほぞ》の上より微息往来する事をおぼゆ。如此《このごとく》すれば神気《しんき》定まる。是《これ》気を養ふ術なり。呼吸は一身の気の出入する道路也。あらくすべからず。

（巻第二・六四）

是《これ》を行なふ時、身を正しく仰ぎ、足をのべふし〔身体を正しくして上向きに臥《が》し〕、目をふさぎ、手をにぎりかため、両足の間、去事《さること》五寸〔約一五センチメートル〕、両ひぢと体との間も、相去事《あいさること》おの〳〵五寸なるべし。一日一夜〔一昼夜〕の間、一両度〔一、二度〕行ふべし。久《ひさしく》してしるしを見るべし〔長いあいだ実行すれば効果が現われるであろう〕。気を安和〔安らか〕にして行ふべし。

（巻第二・六二）

看護学生　（一同を見回して）あ、みなさんのお話に割り込んでしまって、ごめんなさい。私、O大学の学生なんですけど、あちらでレポートを書いていたら、「養生」とかいうお話が聞こえてきたっていうか〜。

クレシダ　どんなテーマでレポートを書いているんですか？

看護学生　「医学概論」のレポートなんです。個人の健康と社会的環境との関係とか、東洋の伝統的呼吸法は有効なのかとか〜。

今郎　あなたは医学部なの？　医療者になるのに、そんなこと習わないといけないのかね？

看護学生　私のところは、日本の大学の医学部でいちばん最初に「医学概論」を開講したっていうか〜。澤瀉久敬《おもだかひさゆき》（一九〇四―九五年）という哲学者が、初代の担当者だったそうです。

クレシダ　哲学者が医療者の卵に教えるのですか？　生命倫理を教えるのならわかりますが、医学概論とは……。

看護学生　ええ、そこがオリジナルっていうか〜。オモダカさんは、医学は社会科学でもなければならないとか、医学者・医療者だけでなく、「すべての人間の日常生活」と結びつくのだから、まず生とは、生活とは何かを具体的・現実的に明らかにしなければならないとか、ユニークなことを主張しています（澤瀉久敬『医学概論』全三部）。

社会そのものが病人の治療に対して積極的、効果的にはたらくことなくしては、病気の十分な治療は望めない。しかし、それはもはや医師や患者の力をこえた問題である。それは医師及び患者個人の能力を越えた社会の問題であり、正しい政治のみがよく果たしうる医療である。それは同時に、医学は単なる自然科学ではなく、同時に社会科学であるということでもある。

（澤瀉久敬『医学概論』第三部、二六五―二六六頁）

〈健康法と言えば、西洋ではまず運動を考えるが〉運動によって身体をいかに鍛錬するかということよりも前に、まず、立、歩、坐、臥の姿勢をいかにするかということこそ根本的な問題なのである。

（同、五一頁）

クレシダ　さっき、「呼吸法」と言っていましたが……。

看護学生　この哲学者は漢方医学を高く評価しているんです、ほんとなんですよ。西洋医学より「機能」的見方の点でむしろ上だって言って。そして、西洋の科学が、肺とか組織での呼吸の生化学的な面だけに光を当てるのに対して、「全一体としての身体が外界に対して行なう呼吸の仕方」が大切だって主張します。

今郎　全体としての、いや全一体としての身体《しんたい》？　何かむずかしいねえ。

看護学生　肺とか、組織とか、身体の一部分だけ見ても、人間の呼吸のほんとの働きはわからないっていうか〜。そして、オモダカさんは、運動よりも「立・歩・坐・臥」のほうがたいせつだって言うんです。

マスター　立つこと、歩くこと、座ること、寝ること、そういう日常動作をきちんとしなさい、と……。賛成ですね。日常を「慎《つつし》む」、つまり日常生活の一コマ一コマを味わいながらたいせつに送ること、それは『養生訓』の精神でもあります。

今郎　わしは運動もたいせつだと思うがな。ジョギングはいいぞお。

マスター　それは反対していません。私だって適度な運動はしていて、体力には自信ありますよ！

クレシダ　厚生労働省は「健康づくりのための運動指針二〇〇六」で、一定の強さの運動を一定の時間行うことを推奨しています。メタボ対策のためです。その後、少し改定して「健康づくりのための身体活動基準二〇一三」が出されましたが、基本となる考え方は同じです。

活発な身体活動を行うと、消費エネルギーが増えて身体機能が活性化することにより、糖や脂質の代謝が活発となり、内臓脂肪の減少が期待されます。その結果、血糖値や脂質異常、血圧の改善により生活習慣病の予防につながります。

また、運動による消費エネルギーの増加と体力の向上も生活習慣病の予防に効果があるとされています。本指針は、身体活動・運動が生活習慣病発症に与える影響に関する研究成果を踏まえ、生活習慣病の発症リスクが低くなる具体的な身体活動量と運動量の目標を示したものです。

（健康づくりのための運動指針二〇〇六）

福子　はいはい、お上《かみ》が国民の身体《からだ》をご心配くださって、ご親切なことやな！

クレシダ　運動は英語でエクササイズ言いますが、エクササイズと東洋的な呼吸法と、どちらが健康にいいんでしょうか。それと、エクササイズには軍隊の演習とか訓練の意味がありますが……。

福子　エクササイズて、「練習問題」のことやないの?

クレシダ　ええ、その意味もありますが、軍隊用語でもあるのです。

今郎　つまり、兵士をできるだけ短期間に鍛え上げる、方法的な意味があるということだな、英語の「エクササイズ」には。

マスター　ほお！　その方法的な発想が、西洋からきた「運動」の勧めの底に流れているのではないか、というわけですね。それに対して、東洋由来の養生とか、「修養」には、短期的な効果をねらう気持ちは、本来はなかったでしょう。たとえば、古代中国から伝わる「導引《どういん》」という、呼吸術と組み合わせた体操やマッサージみたいなものがあり、益軒も実践していますが（巻第五・一〇―一三）、これはもともと、不老不死の仙人になることを目指したものなんです。

今郎　中国には「神仙術」というのがあったね。

福子　導引て、聞いたことあるよ――「ダイエットに効く」いうふれ込みで。

クレシダ　（苦笑いして）現代の人はつねに、目先の実利を目標とします。

福子　ええやないの！　そのほうが、わかりやすうて。

入門（明代の医者、李挺の著書『医学入門』）（二）曰《いわく》、導引《どういん》の法は、保養中の一事也。人の心は、つねに静なるべし。身はつねに動かすべし。終日安坐すれば、病生じやすし。久〔ク〕立《たち》、久〔ク〕行《ゆく》より、久〔ク〕臥《ふし》、久〔ク〕坐〔スル〕は〔長時間寝ていたり、坐っているほうが〕、尤《もっとも》人に害あり。（巻第五・一〇）

導引《どういん》の法を毎日行へば、気をめぐらし、食を消して、積聚《しゃくじゅ》〔さしこみ〕を生ぜず。朝いまだおきざる時、両足をのべ、濁気をはき出し、おきて坐し、頭を仰《あおのき》て、両手をくみ、向《むこう》へ張出し、上に向ふべし。歯をしば〱たゝき〔噛みあわせ〕、左右の手にて、項《うなじ》をかはる〴〵おす。其《その》次に両肩をあげ、くびを縮め、目をふさぎて、俄《にわか》に肩を下へさぐる事、三度。次に面《かお》を、両手にて、度々なで下し、目を、目がしらより目じりに、しば〱なで、鼻を、両手の中指にて六七度なで、耳輪《じりん》〔耳朶《みみたぶ》〕を、両手の両指にて挟み、なで下す事六七度、両手の中指を両耳に入《いれ》、さぐり、しばしふさぎて両へひらき、両手をくみ、左へ引《ひく》ときは、かうべ右をかへり見〔頭を右に廻し〕、右へ引ときは、左へかへりみる……。（巻第五・一一）

負荷をかける、「型」を定める

今郎　「方法」の議論を蒸し返させてもらうよ。さっきは「質」とか「楽《らく》」とか言ってたけど、運動の好きなわしの意見では、ある種の負荷をかけたほうが、身体《からだ》にはいいと思うんだな。甘やかしたらだめになる。そのときは「楽」ではないほうが、長い目で見て健康にいい、つまりほんとうの「楽」になる。

クレシダ　養生法は一つの規範です。益軒が「楽」と言うのも、気ままを、つまりまったくの無秩序を意味していません。もちろん、法律ではないから、それをしないからといって刑罰の対象とはならないです。道義的違反にも当たりません。ではなくて、ドイツ語でいうと「シュティリジールング」(Stilisierung)、つまりしっかりした「スタイル」を、「型」をまずつくることだと思います。

看護学生　わかります！　ある種の強制は後から効いてくるっていうか〜。私のおにいちゃん、厳しい高校に昔、通っていて、その学校が山の中腹にあるんですよ。で、毎日坂道を往復して、そのときは泣き事言っていたけど、おかげで足腰が自然に強くなったと、いまでは感謝してます。ほんとなんですよ。

今郎　わしの高校なんか、男子校だったけど、毎日、上半身裸になって体操やらされとったぞ。

福子　ラジオ体操みたいなもん？　裸で？（肩をすくめる）聞いただけで寒そう。マスター、コーヒーお代わりちょうだい、秋ブレンド！

今郎　そうさ、真冬でも裸体操さ。おかげで風邪をひきにくい身体《からだ》になった。

看護学生　寒風《かんぷう》摩擦というやつですか～？

今郎　それを言うなら、「乾布《かんぷ》摩擦」。あれは、乾いたタオルなんかで身体をこするので、体操とは違うが、たしかに皮膚を刺激し、身体に負荷をかけるという点では、裸体操と共通しているかもな。

福子　皮膚をこすったら、何で健康にええんやろ？

マスター　（福子の前にお代わりのコーヒーを置きながら）自律神経を刺激し、血流を良くするとか……。気管支ぜんそくに効くらしいですよ。私の父は小さい頃からぜんそくの気《け》があって、乾布どころか、「冷水」摩擦をさせられたと言っていました。

クレシダ　空手では、冬に「寒稽古」をします。冷たい川に入って、型のけいこをくりかえします。心身が引き締まって、いいです。

今郎　つまりあれだな、さっきこのお嬢さんも言うとったが、「柔らかい」強制を受け入れることで、いい習慣ができ、健康な身体づくりに有効な場合もある、と。
クレシダ　私の意見では、しっかりした型を、スタイルをつくることがたいせつです。
看護学生　ドイツ語でシュテ……、何ていうんでしたっけ～?
クレシダ　「シュティリジールング」。ドイツ語でシュティールとは「スタイル」のことです。だから、シュティリジールングは、スタイルをつくること。

「安楽」のための諸条件

およそ人の楽しむべき事三あり。一には身に道を行ひ、ひが事なくして善を楽しむにあり。二には身に病なくして、快く楽むにあり。三には命ながくして、久しくたのしむにあり。……もし心に善を楽まず、又、養生の道をしらずして、身に病多く、其《その》はては短命なる人は、此《この》三楽を得ず。人となりて此三楽を得る計《はかりごと》〔取得する工夫〕なくんばあるべからず。

（巻第一・二二）

マスター　スタイルをつくる——なるほどね。私は思うんですが、貝原益軒の思想を「安楽のかちとり」という観点から見てみたら、どうでしょう。『楽訓《らくくん》』という本を書いたぐらいの人なんですから。もっといえば、彼の養生論を、「どうすれば、ほんとうの安楽をかちとれるか」というテーマをめぐってのコミュニケーションと考えてみる。

今郎　「ほんとうの安楽」はわかるような気がするが、それについての「コミュニケーション」とはどんな意味かな？　益軒は養生についての本を書いた、と。それが……。

マスター　彼は自分の八〇年を越える人生経験を踏まえて、養生をめぐって、自分と対話し、読者と対話し、社会と対話していると思うんですよ。それが『養生訓』ではないでしょうか。

今郎　重ねて訊《き》くが、なぜ「対話」と言えるんだい？

マスター　どうすれば「楽」が実現できるのか、「養生」ができるのか、そのコンセプトはそもそもあいまいというか、いくつかの要素ないし次元を持っています。これをご覧ください。（といって次の紙を掲げる）

安楽をかちとるための条件

1　初期条件

生まれつきの体質など。固定的ではなく、「のびしろ」もある。

2　環境条件との相互作用

宇宙の「気」のめぐり、社会、他人、家族を含む。

3　自分との交渉

いま苦い思いをするほうが先々の楽になるという発想で、自分を管理する。また、導引（マッサージ）、顔をなでるなどの自己関係。

4　安楽の日々の実践

「小文字」の安楽。安楽の阻害要因に対処しつつ、安楽を「くりかえし再定義」する。

5　しつけによる習慣づけ

基本的な自愛をもつ／もたせる。

今郎　ふむ……。つまり、「こうすれば健康になれる」という条件が、ここにまとめられているわけだな。生まれつきの体質がある程度丈夫でないといけないし（1）、健康を保証あるいは促進してくれる環境に恵まれないといけないし（2）……。

看護学生　「自分との交渉」（3）というのは、自分で健康管理することですか？それと、自分の身体をマッサージしたり、顔をなでたりするのが、「自己関係」っていうのは〜。

マスター　自己関係というのは、この場合は単純に、自分で自分の身体にさわることです。セルフマッサージ、セルフケアということですね。「自分との交渉」は、ただ自己管理するのではなく、やっぱり「対話」なんですよ。安楽や養生の理念を念頭に置いて、自分を説得しようとする……。

看護学生　天使がいて、「その一口がブタになる」、「だから、そのモンブラン食べるの、やめとき！」と私に忠告してくれるみたいな？

マスター　そう、いわば自分のなかにその天使がいて、誘惑に弱い私を説得してくれる。だから、自分との交渉、自分との対話なんです。

福子　面白いし、わかりもするけど、ほんまに益軒さん、そんなこと考えてはったんかいな？

今郎　それで、「安楽の日々の実践」（４）というのは、どういう意味なのかね？

「小文字の安楽」というのは？

マスター　養生とか、安楽というのは、まず方針とかスローガンとしてあると思うんです。これは大文字の安楽です。ところが、スローガンだけでは、人はじっさいに安楽にはなれません。細かい選択をいちいち迫られるわけですよ――お風呂に肩までつかるのがいいか、おへそまでにしておくべきか、あるいはコーヒーに砂糖を入れるか、ブラックで飲むか。こういったことを、私は小文字の安楽と呼びたいのです。

爰《ここ》に人ありて、宝玉を以てつぶてとし、雀をうたば〔宝石を小石がわりにして雀を打つ人がいたら〕、愚なりとて、人必《かならず》わらはん。至りて〔きわめて〕、おもき物をすてゝ、至りてかろき物を得んとすればなり。人の身は至りておもし。然《しか》るに、至りてかろき小なる欲をむさぼりて身をそこなふは、軽重《けいちょう》をしらずといふべし。宝玉を以て雀をうつがごとし。

（巻第二・八）

理念（大文字）と日々の実践（小文字）

クレシダ　やはり、よくわからないのですが、安楽を大文字・小文字と分けるのは、なんのためですか？

マスター　安楽にせよ、養生にせよ、思想家がそれを唱えるときには、イデオロギー、言ってみればお題目の性格が強い。これを「大文字」と言います。それに対して、私たち一人ひとりが安楽や養生を実践するときは、細かいことで迷いながら、判断をくだしながら、少しずつ前進するしかない。これが「小文字」。――益軒に即して説明しましょうか。彼の場合は、大中小と分けるのがいいかもしれません。「大」からいくと、まず、養生の理念がありますね。人は養生のことを考えて一生を送るべきである、でないと天地父母の恩に背くことになる。これは、益軒の出発点となる「大」前提です。次に、「中」は、やや具体化に踏み込んだ原則的態度で、益軒が「少食」、「少欲」を主張しているのが、それに当たります。

今郎　食や欲を少なくするというのは、生産性の低い、倹約せざるをえない社会に特有のイデオロギーで、一種のゆがみを反映していると言うべきだろう。

マスター　そういう側面はたしかにありますが、それが理念の性格を持ちつつも、具体的な行動方針につながるということを、私は言いたいんです。たとえば、「腹八分に食べる」というわかりやすい方針です。そういった中間的な性格のものとして、少食や少欲を「中」とみなします。で、「小」はというと、もっと具体的な日常の工夫です――たとえば、腹八分という「中」のルールを守るために、ご飯は一杯以上食べないとか。

養生の道は、中を守るべし。中を守るとは過不及《かふきゅう》〔過不足〕なきを云《いう》。食物はうゑを助くる〔空腹をさける〕までにてやむべし。過《あやまっ》てほしゐまゝなるべからず。是《これ》中を守るなり。物ごとに〔万事〕かくの如くなるべし。

（巻第二・四二）

クレシダ　さっき見せてもらった表によると、「小」に当たる、安楽の日々の実践（4）では、「安楽をくりかえし再定義する」ということでしたが……。

マスター　そう、安楽とか養生という理念は変わらなくても、日々の実践として私がすることは、変化する可能性があります。たとえば、食あたりのときは絶食、または食べる量を半分に減らすとか。前の食事をまだ消化しきっていなかったら、次の食事を抜くとか。——益軒はそのように勧めていますし、また個人の好みも重視しているんですよ（巻第三・二六、二七、四四）。つまり、「わが心にかなはざる物は、養《やしない》とならず」、気に入らないものは栄養にならない、だから宴席でも主人側に遠慮していやいや料理に手をつけるべきではない、と述べています。それくらい、安楽の実践は、臨機応変で、柔軟なものなのです。

看護学生　（小さな声で）でも、モンブランに続けてアップルパイを注文するのは、なしですよね。いくらなんでも、意志が弱いっていうか〜。

今郎　最後に、「しつけによる習慣づけ」（5）というのは？

福子　養生なんて、それぞれの人が自覚していくもので、しつけと関係ないんちゃうの？

マスター　いえ、いったん悪い習慣が固まってしまうと、養生や安楽の実践はすごくしんどくなります。だから、益軒は子どもの教育についても、小さいときから習慣の力を恐れなさい、善にならうと善人になり、悪にならうと悪人になるから、と述べています（『和俗童子訓』巻之一）。

今郎　そういえば、マスターは夏にも、「よい習慣を創造する」なんてことを言うておったなあ（本書八二―八五頁）。

もし、をしえいましむる事をそくして〔訓育の開始が遅くなり〕、あしき事をおほく見ならひ、ききならひ〔悪いことをたくさん見聞きしなれて〕、くせ〔癖〕になり、ひが事いできて後、をしえいましむれども〔間違いが起こった後で訓育しても〕、はじめより心にそみ入《いり》たるあしき事、心の内に、はやくあるじ〔主〕となりぬれば〔小さいころから心にしみこんだ悪いことが、早く心を支配して主人となってしまっているので〕、あらためて善にうつる事かたし。

（貝原益軒『和俗童子訓』巻之一、石原謙校訂、岩波文庫、一九六一年、二〇八頁）

自分を欺かない

養生の要《かなめ》は、自欺《みずからあざむく》ことをいましめて、よく忍ぶにあり。自欺とは、わが心にすでにあしきとしれる事を、きらはずしてするを云《いう》。あしきとしりてするは、悪をきらふ事、真実ならず、是《これ》自欺なり。欺くとは真実ならざる也。食の一事を以《もって》いはゞ〔たとえば食事についていうならば〕、多くくらふがあしきとしれども、あしきをきらふ心《こころ》実ならざれば、多くくらふ。是自欺也。其余事《そのよのこと》も皆これを以しるべし。

（巻第二・三四）

看護学生　でも、けっきょくは意志の強さの問題だとか〜。

今郎　そうは言ってもさ、意志とか好みがどれほど変化しやすいものか、考えてごらん。愛煙家がおるだろ。けれど、タバコの値段を上げると、必ずタバコをやめる人が一定の割合で出てくる。現金なもので、「吸いたい」という意欲は、制度によって左右されるわけだ。

福子　ほんまやわ。「腹を決めて禁煙せんと、あんた、ほんまに死ぬ」ておどかされたら、たいがいやめるもんね。逆に、どうせもう死ぬなら、怖《こわ》いものなしやけどな。肺がんも末期で、手の施しようがないてわかったら、気にせえへんで吸い続けるやろ。

今郎　でも、タバコの害は、やめたら実感できるんだがな。いや、吸っているときから、本人も実はわかっている。気管支に悪いとわかっていて、咳をしながら……。

マスター　そこのところを、益軒は、「みずからを欺《あざむ》くな」と言っています。

看護学生　みずからを欺くって？

マスター　よくないと頭ではわかっていながら、その行為をやめられないで続けること、かな。そのように自分をあざむく「自欺《じき》」を戒めて、健康に悪いとわかっていることはしっかりとがまんして「よく忍ぶ」べきだ、それが養生のポイントだというんだね（巻第二・三四）。

クレシダ　それは、中国の儒学者、王陽明《おうようめい》（一四七二―一五二九年。陽明学の始祖）の有名な説ですね、ほんとうの「知」なら行為に反映しないはずはないという。「知っていてそれを実行しなかった者はいない。実行しないとすれば、それはまだほんとうの意味で知らないだけだ」（『伝習録』）という思想が、背景にあるのでしょう。

「いまではどんな人でも、父には孝、兄には悌たるべしと知っているのに、いざ実行となるとそれができません。これは、知《ち》と行《ぎょう》が、明らかに二つの事柄であるからに他なりますまい」。

先生がいう、「そんなのは私欲によって隔断されて、知行の本来的なあり方からはずれてしまったものだ。そもそも知っているという以上、それは必ず行ないにあらわれるものだ。知っていながら行なわないというのは、要するに知らないということだ。……悪臭をかぎ分けるのは知に属し、それを嫌悪するのは行に属すが、それを悪臭とかぎ分けたその瞬間、もうちゃんと嫌悪しているのであり、かぎ分けたあとに改めて別の心が働いてそれを嫌悪するというのではない。

（王陽明『伝習録』溝口雄三訳、中公クラシックス、二〇〇五年、一七―一八頁）

マスター　悪いと知っていて、するのは、「悪をきらふ事、真実ならず」（巻第二・三四）と益軒は言いますね。「真実ならず」、つまり本気ではその「悪」を嫌悪していないからだ、と。

看護学生　うわあ〜、「自分を欺くな」って言われると、耳が痛いです。でも、私のなかにはやっぱり天使と悪魔がいて、悪魔のささやきが勝つことが多いんですよね〜。

今郎　じゃあ、モンブランが一個千円するようになったら、悪魔は黙るのかな。

福子　いや、三回食べるとこ一回に減らして、やっぱりモンブランを食べるんちゃうか。

マスター　たしか西田幾多郎ですが、意志は「矛盾の極致」だと言ってました。「我々は欲することを滅するために欲するのである」と（論文「叡知的世界」）。意志ってものは、複雑ですよ。

福子　矛盾かなんか知らんけど、「モンブランを食べるのやめよう！」いうのも、「欲する」ことや――こういうことかいな？

今郎　そもそも、どうして好物のケーキを食べることはよくないのかな。一個食べても健康に問題はない。いっぺんに一〇個も食べれば害があるかもしれんが、ふつうの人はそんなに食べられん。それなら、好きなだけ食べればいいじゃないか。

福子　そやけど、お酒とか薬物と同じように、くせになって制御でけへんいうのもあるんちゃう？　嗜癖《しへき》いうやっちゃ。そうなったら怖《こわ》いで。

看護学生　自分が好きなものだからこそ、いけないって思うんです〜。誘惑に負けてはいけないって。何か強迫観念のようなものだとか〜？

クレシダ　そう思わされているということはありませんか？　私が日本に研究しに

きたテーマのメタボ対策がまさにそれで、「肥満は悪いもの」と国民が思い込むように、日本政府に誘導されているのです。

今郎　誘導？　わしら国民はそんなに愚かなのかな。たしか、「健康日本二一」とかいって、政府が健康増進のキャンペーンを張っていたが、クレシダさんはそれが誤っているというのかね？

クレシダ　男女別に、体重は何キロ以下が適正で、腹囲は何センチ以上になったらメタボだ、それはいけないと主張していますが、医学的根拠はないです。高血圧の基準値だって、製薬会社に有利なように決められています。

ほんとうの自己責任

マスター　まあ、厚生労働省がそこまでワルかどうかは別にして、健康のことは自分で主体的にしっかり判断するほかないのは確かでしょう。「健康日本二一」の発想だと、病気の原因は悪い生活習慣のためで、それはすべて本人の責任、自己責任ということに……。

看護学生　そうなんですか？　私が医学部で習ったのだと、「健康日本二一」の基本的な方向は、国民の「主体的な健康づくり」を支援することで、とてもいいことのような～？

クレシダ　つまり国民が主体であり、政府はあくまで「支援」するだけということですね。表向きはそのとおりですが、マスメディアや保健センターを使ったきめ細かい情報提供とか、「科学的根拠」に基づく具体的な目標とか、「健康日本二一」が述べているのはけっきょくのところ……。

福子　大きなお世話やん、なあ⁉

クレシダ　というより、国民をやんわりコントロールして、「自己責任」に追い込む、社会統制の手段として医療を捉えています。

マスター　まあ、ねえ。だから、健康や安楽、セルフケアをめぐるほんとうの対話とか、コミュニケーションはそこにはなくて、行政や「専門家」からのトップダウンがあるだけでしょう。その点、益軒の『養生訓』の時代には、幕府がご親切に庶民の健康に気を配ってくれることは、よくも悪くもなかったわけです。庶民一人ひとりが自分の健康に注意を払って、日々を生き抜くしかなかった……。

今郎　それこそほんとうの自己責任だ。

福子　そいで、益軒さんは？

マスター　江戸時代、養生論はけっこう盛んだったんです、益軒以前も、以後も。大衆向けに、「養生数え歌」というものも工夫され、わかりやすく、覚えやすい形で健康の心構えを説いていました。あるいは、『解体新書』で有名な蘭学者、杉田玄白《げんぱく》（一七三三—一八一七年）のように、『養生七不可』という本を書き、養生のためにしてはならない七つのこと、七つの不可をあげて、論じた人もいます。その「不可」のうちには、「壮実《そうじつ》を頼んで房を過ごすべからず」、つまり壮健で元気いっぱいだからといって、過度のセックスにふけってはならないという戒めもあり、これは益軒の「接して泄《もら》さず」の言葉を思い出させます。

養生はその身のほどをしるにあり
　ほどを過すはミなふやうじやう〔みな不養生〕
菜《さい》の類ハその時々に取かへよ
　おなじ品のミ偏《へん》に食すな〔同じおかずばかり偏って食べるな〕

（多紀元徳『養生歌八十一首』）

http://www.archives.go.jp/owning/monthly/0802/archives_index.html

人の精水は生涯其量《そのほど》の定りたるものにはあらず。一気の感動によって血液中の精気分利《わけ》し一種の霊液となして射し出せるなり。故に生霊たる人物をも生ず。かくあるものを漫《みだ》りに房に入り精水を費す時は、身の精気を減耗《へら》し、生命を損すること、言葉を待《ま》タずして知るべし。（杉田玄白『養生七不可』）

http://kindai.ndl.go.jp/info:ndljp/pid/1097714

今郎　性は、昔もいまも、養生の落とし穴なわけだ。で、江戸時代の知識人が競って養生論の本を出していたのはわかったが、それがどう「コミュニケーション」や「対話」になるんだね？　現代の官僚だって、本を書いているじゃあ……。

マスター　政策決定者として一方的に政策を説明し、庶民を説得するというのでは、だめです。それではトップダウンですから。自らも養生の実践者として、庶民と対等の立場に立ったコミュニケーションを行う――そんなことを、現代の官僚たちがはたしてやっているでしょうか？　いや、種明かしをすると、養生論についてですね、

「ある民族における文化を創造する側と受容する側との間に生まれた、健康を主題とした文化的コミュニケーションの産物」だ、という主張があるんですよ（瀧澤利行『養生論の思想』世織書房、二〇〇三年）。

クレシダ　養生論は、健康を主題とした文化的コミュニケーションですか。なるほど思います。

今郎　いや〜、文化を「創造」する側と「受容」する側とがほんとうに対等だと言えるのかな？　しかも江戸時代の一般大衆に、つまり受容する側に、そこまでの力があったのかどうか……。

マスター　もちろん、創造する側としての益軒には、中国医学や儒学の知識があり、それに裏づけられてこそ『養生訓』が書けたのですが、他方で生活実感というか、養生への切実な関心の点では、彼は読者大衆と同じ場所に立っていたと言えるでしょう。

クレシダ　さきほど話していたように、安楽のかちとりは、他人任せにできない、死活問題ですからね。読者の養生に関する具体的な希望とか不満、注文のようなことを、益軒はいろいろな機会に承知していたのでしょう。それらを肌身で知って、それを織り込みながら、つまり読者と「コミュニケーション」しながら、『養生訓』を作成していったのでしょう。

存在の〈かたち〉を守り抜く

福子　ほなら、何でいまの社会には、『養生訓』みたいな、コム、コミュニケーションできる本がないんやろ？　益軒さんみたいに物のわかった人が、おらへんいうこと？

看護学生　あまりにも「医療化」が進んじゃって、医療や公衆衛生が国民のセルフケアの余地を奪っているからだとか〜。ほら、医学部の授業でも、医学史とか医療倫理とかの先生だと、いまの医療に対して批判的なこと、ぼろっと言っちゃうんです。ほんとなんですよ。

今郎　ところで、あんた、レポートを書きにここにきたんじゃなかったのかね。レポート、はかどっているのかい？

看護学生　（立ち上がる）ああ〜、忘れてた！　もう遅いし、帰って、続きを書かなきゃ。私またきますから、養生のお話を聞かせてくださいね〜。（支払いを済ませて去る）

今郎　面白い子だね。（時計を見て）さあ、わしもそろそろ帰るか。夕方になって気温が落ちてきたから、風邪をひかんようにせんとな。

マスター　そう、まだ冬ほどの寒さでないぶん、油断しやすいですからね。益軒も言ってます、「表気《ひょうき》いまだ堅《かた》からざるに」、つまりまだ皮膚の表面が寒さに対抗してしっかり守りを固めていないのに、「秋風すでにいたりぬれば、感じてやぶられやすし」（巻第六・一八）、もう薄ら冷たい秋風が吹いていて、そのギャップで守りを突破されやすい、と。

福子　「感じてやぶられやすし」て、何やの？　「感じる」とか、「やぶられる」とか、まさか何かいやらしい意味ちゃうやろね〜？

マスター　とんでもありません。いま言ったでしょう、寒さをはじき返すことができずに、寒さに感応してしまい、身体の内側に侵入されてしまうということですよ！

今郎　晩秋から後の季節は、まさに寒さとの戦いだな。何だっけ、「外邪《がいじゃ》」と、益軒の時代は呼んだのだったか……。

マスター　そのとおり、外邪を防ぐため、私たちは必死に戦うわけです。いつ何時《なんどき》でも崩れ去りかねない、自分の存在のかたちを守り、自分の輪郭をくりかえし取り返す。その意味では、養生とは、決して健康ゲームではありません。ゲームのような軽いものになりうるはずがありません。

今郎 そうだね、病気でふせっているときの心細さは、ほんとうに喩《たと》えようがないものだ。ぜんそくの発作で呼吸困難になったことがあったんだが、あの恐怖感ときたら、もう……。健康なときは忘れているが、わしらの存在は、つねに脅《おびや》かされているのだ。生まれながらのその脆弱《ぜいじゃく》さを多少とも助けてくれるのは、動物としてのヒトの生存本能であったり、家庭でのしつけや習慣であったりする。

福子 あたしは、ちょっと食べすぎたんやけど、その後満員電車のなかで気分悪《わる》なったとき、ほんまにまいったわな。

マスター それは外邪ではなく、「内欲」のせいじゃないですか? たんなる食べすぎですよね? (福子、何かつぶやきながら、ハンドバッグのなかをかき回す)

今郎 そういうマスターこそ、外邪や内欲への備えは十分なのかい? まぶたのところが、少し腫れぼったいようだが。

クレシダ おなかも少し腫れぼったいですよね(笑)。

マスター 妻には、ちょっとむくんでいると言われましたが、なあに私に任せておけばいいんです。健康管理には自信がありますね。だてに『養生訓』を読んでるわけじゃないんで。

今郎　いい奥さんじゃないか、マスターの健康を気にしてくれるなんて。しかし、一病息災とも言うし、マスターもたまには医者に通ってごらん。これまで見えなかった「養生」のことが、見えてくるかもしらんぞ。

福子　まあ、がんばってえな。あたしは、帰ってお風呂入って、あったまろう～。寒い季節は、お風呂でリラックスするのが最高！　ほな、みなさん、またね～。

死との低声の対話——すこやかな死？

益軒は六歳で母と死別し、家政婦に当たる女性に養育された。結婚して、長く夫人と添い遂げたが、子どもには恵まれなかった。病弱であった夫人を自分の医学的知識で懸命に支え続けたが、それこそ薬石《やくせき》かいなく夫人が死去すると、それを悲しみ、ために自らの死期を早めたと言われている。

この時代の人々は、現代人のように死について饒舌ではない。儒教・儒学では来世は語らない。死の向こう側のリアリティは描き出されない。儒学的には、死とは、一時期凝集して生命の形をとった「気」が発散して太虚《たいきょ》に還《かえ》ること、ただそれだけのことで、嘆くに値しない。西洋の現代思想、たとえばハイデガーの「死への存在」のように、死を哲学的トピックとして焦点化することなど、思いも及ばなかった。また、現代では、死をまぢかに経験する機会が少なくなったというので、「死の教育」（デス・エデュケーション）を医学生・看護学生に施すよう主張されることもあるが、死の光景へのこのような作為的接近は、益軒たちの慎ましい境涯には無用であった。

しかし、思想家としての益軒が儒学の枠内にとどまらず、博物学者として実証的で近代的な研究にまい進したように、個人としての彼も万物一体論の諦観からはみ出すことがある。「天長く地久《ひさし》きを思ひ、人の命のみじかきをおもへば、ひとり愴然《そうぜん》としてなんだ下れり〔涙が出る〕」（巻第一・二三）と、悠久の天地に比して、人生の短さを率直に嘆いているのである。

夫人を見送った次の年に益軒は亡くなる。それに先立って、手足がまひして病臥する時期を過ごしている。死が迫るのを感じた彼は一篇の漢詩をつくり、そのなかで「存順没寧」（存するときは順にして事《かま》へ、没するときは寧《やす》んず）を詠《うた》った。生きているときは道理に従って生き、没するときはやすらかに死ぬ。前述の「天地に仕える修行」を成し遂げたという満足感があったのだろうか。辞世の歌も残しており、八十余年の生涯を「一夜の夢」になぞらえている。

多くの末期がん患者を看取ったあるホスピス医は、「ひとは生きてきたように死んでいく」と述懐している。自分の人生を振り返って、言葉にまとめつつ人生をしめくくる。私たちにその余裕はあるだろうか。医療技術で死がコントロールされようとしている現状で、死とは何かを論じることもたいせつだが、真のすこやかさを地道に実現することも忘れたくない。

冬《とう》蔵《ぞう》の巻

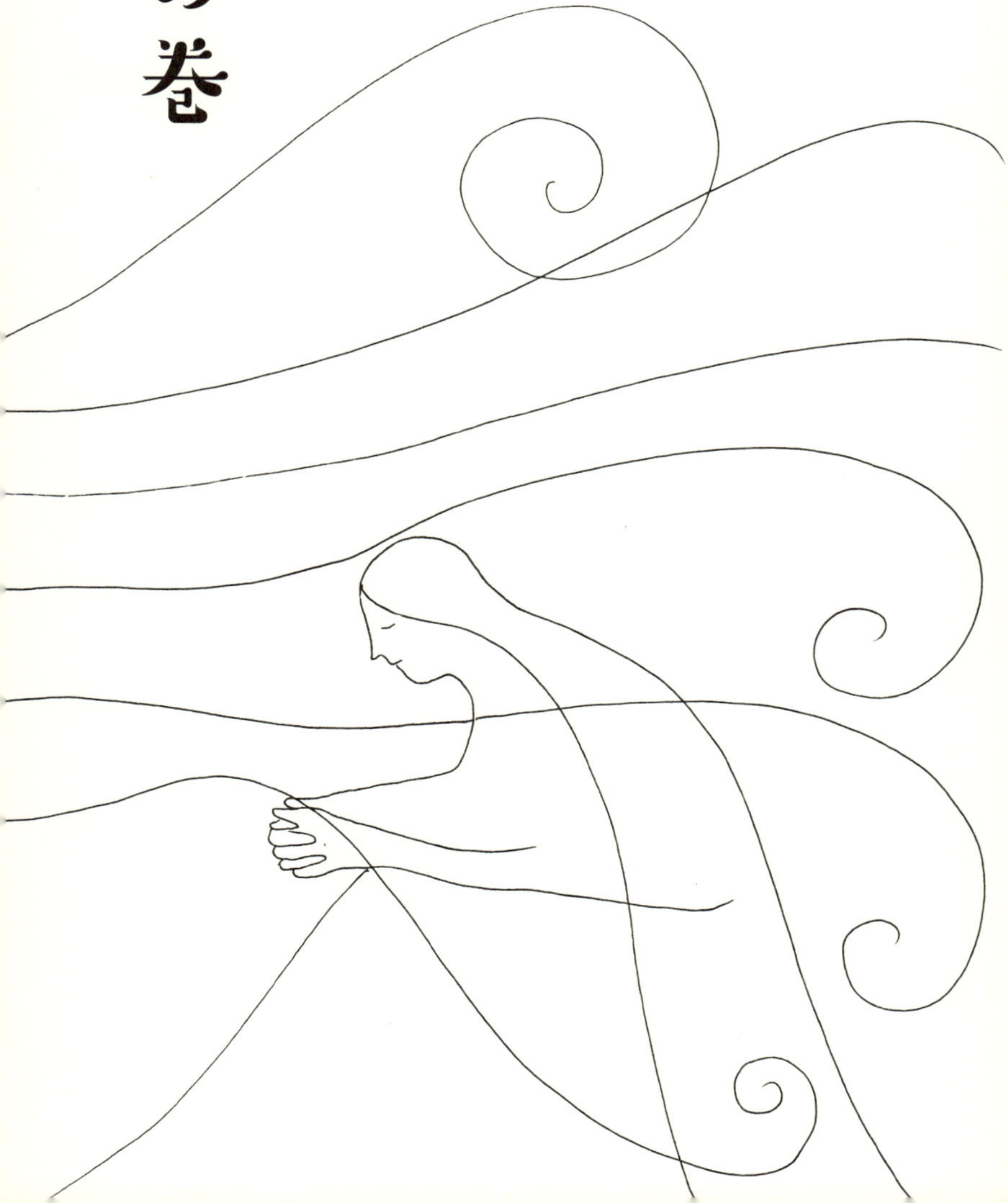

冬は、天地の陽気とぢかくれ、人の血気おさまる時也。心気を閑《しずか》にし、おさめて保つべし。あたゝめ過《すご》して陽気を発し、泄《もら》すべからず。上気せしむべからず〔のぼせさせてもいけない〕。

（巻第六・一九）

突発性の難聴におそわれる

（福子、Kカフェに現れる）

福子　何や、今日は静かやなあ。こんにちは！　えらい寒《さむ》なったわね！

今郎　ああ、こんにちは。そうだな、雪になるかもしらん。（と窓の外を見る）

福子　何やの、ぼんやりしてはるけど……。

マスター　（奥から出てきて）ああ、福子さん、いらっしゃい。

福子　……あらマスター、どうしたん？　元気ないやん。

マスター　そう見えますか……。

クレシダ　（勢いよく入ってくる）今日はとても寒いですね。日本で「立春」いうんですか、それ、うそですね。ぜんぜん春ではありません。（コートを脱ぎながら、今郎と福子を見て）あの、どうかしたんですか？

マスター　みなさん、耳はよろしいんですか？

クレシダ　耳、ですか？　（福子と顔を見合す）

マスター　（左耳に手を当てて）えっ、何ておっしゃいました？

福子　いや、だから、耳がよろしいかて、何のことやの？

マスター　私、じつはね、突発性難聴になってしまいまして……。左の耳なんですが。

今郎　（福子たちに向かって）医者に行って、かなりきつい薬を飲んでも、はかばかしく聴力が戻らないそうだ。

福子　原因わからへんの？

今郎　わからないから、難病というのさ。疲れてるんじゃないか。免疫が落ちているのかもな。

クレシダ　難病のときは、副腎皮質ステロイド剤がよく使われます。

マスター　（左耳に手を当てて）ん、ステロイドですか？　私も処方されて、おかげでかなり持ち直しはしたんですが……。また、多少血圧も高いので、それが影響したかもしれません。

福子　きつい薬を飲み続けて、副作用が出てもねえ。

マスター　でも、たぶんステロイドのおかげで、ここまで治ったと思うんです。薬に依存しない程度に上手につき合うことは必要ですね。ともかく、音がふつうに聞こえない、「できる」はずのことが「できなく」なるというのは、こたえる体験でした。

薬は「気の偏り」

人身、病なき事あたはず。病あれば、医をまねきて治を求む〔医者を呼んで治療を求める〕。医に上中下の三品《さんぴん》あり。上医は病を知り、脈を知り、薬を知る。此《この》三知を以《もって》病を治して十全の功あり。まことに世の宝にして、其《その》功、良《りょう》相《しょう》につげる〔その功績はすぐれた宰相につぐ〕事、古人の言のごとし。下医《かい》は、三知の力なし。妄《みだり》に薬を投じて、人をあやまる〔誤診する〕事多し。夫《それ》薬は、補瀉《ほしゃ》〔下痢止めが原意だが、補するものと捨てるものか？〕寒熱《かんねつ》の良毒の気偏《きへん》〔良気と毒気とを偏らせるもの〕なり。その気の偏《へん》を用《もちい》て〔気を偏らせて〕病をせむる〔攻撃・治療する〕故に、参芪《じんぎ》〔薬用人参〕の上薬をも妄《みだり》に用ゆべからず。

（巻第七・二）

今郎　薬のことは、以前も話し合ったと思うが……（本書三九—四一頁）。益軒《えきけん》さんは、薬を使うのには慎重だったね？

マスター　益軒……、薬……。はい、まずは、養生（現代風にいえば予防）がたいせつですから。『養生訓』の巻第七は「用薬」と題されていますが、それによれば、薬は「気の偏《かたよ》り」を意図的に生じさせ、それによって「病をせむる」、つまり病気を追及し攻撃するのである、と（巻第七・一）。

今郎　「気」がどうこうなんて、「非科学的」と決めつけたいところだが、薬剤というものは、特定の病気に向けて、特定の効果を生むように、つくり出されており、だから副作用がある。「偏っている」という批判は、うなずけるな。「気」は正体不明だが。

俗人は、慾をほしゐまゝにして、礼義にそむき、気を養はずして、天年〔天寿〕をたもたず。理気二《ふたつ》ながら〔理も気もともに〕失へり。仙術《せんじゅつ》の士は養気に偏《へん》にして〔かたよって〕、道理を好まず。故に礼義をすてゝつとめず。陋儒《ろうじゅ》〔いやしい儒者〕は理に偏にして気を養はず。修養の道をしらずして天年をたもたず。此《この》三つは、ともに君子の行ふ道にあらず。（巻第一・四〇）

クレシダ　でも、もともと儒学・朱子学では、気と並んで「理」も重視したのではありませんか？

マスター　はい、理気二元論と言われるとおりですが、『養生訓』では「理」という言葉はほとんど出てきません。そのなかで注目されるのは、「俗人」、「仙術《せんじゅつ》の士」、「陋儒《ろうじゅ》」という三者を批判している箇所ですね（巻第一・四〇）。まず、俗人は、欲を抑えようとしないで「義」に背き、また気を養わないので、天から授かった寿命を全うできない。こうして、理と気の両方の点でだめだ、と。次に、仙術の士、つまり昔の中国で不老不死の仙人を目指した実践家たちは、「養気に偏《へん》」である。つまり、気を養うことには熱心だが、「道理」を好まず、礼儀を軽視するのが問題である。逆に、せせこましい発想しかできない儒者は、「理に偏」、つまり道理について論じるのは得意だが、自分の身体については、修養の道を知らず、気を養おうとしないので、寿命を全うすることができない。このように、気と理のバランスを欠く三者を批判して、「偏らない」ことのたいせつさを説いています。

クレシダ　つまり、益軒は、個人の健康だけではなく、社会正義とか、宇宙の「道理」とかにも目を向けたのですね。——ところで、薬と養生、あるいは薬と食事との関係については?

穀肉《こくにく》〔穀類と肉類〕の脾胃《ひい》をやしなふによろしき事、参芪《じんぎ》〔薬用人参〕の補《ほ》〔補うこと〕にまされり。故に、古人の言に薬補《やくほ》は食補《しょくほ》にしかずといへり。老人は殊に食補すべし、薬補は、やむ事を得ざる時用ゆべし。（巻第七・五）

マスター　「薬補《やくほ》より食補《しょくほ》」とも、益軒は言いますね。むやみに薬を飲んで……。

福子　……補うよりは、食事で補うほうがええ、いうこと? 何で「補う」いう言い方するの?

マスター　益軒さん的には、私たちの内部の「気血《きけつ》」がうまく流通すること、気が減ったり、滞《とどこお》ったりしないことが、健康のおおもとなんですよ。人間の「内側」を中心に見ているわけですね。ところが、現代の栄養学とか医学では、食事で栄養をとるとか、薬で病原菌を殺すとか、「外」からの介入がメインです。新しい薬や医療技術を開発することが、人間の健康と幸せに結びつくと、現代医学は信じているのですが……。

福子　食事でとりにくい栄養分なんか、サプリメントでとればええやん、手軽で便利やし、副作用もないで。

今郎　そのお手軽な発想が、現代文明の悪癖だと思うね。どんな問題でも、技術的に、ピンポイントで解決できると信じ込んでいる。

クレシダ　ものごとをバラバラに分解して、一つひとつの要素しか見ない――「要素還元主義」と言いますね。それよりは、むしろ全体論がたいせつで、ものごとのつながりをトータルに捉えて、バランスよく……。

福子　クレシダさん、わかってるがな。私かて、ものごとを全体主義的に捉えよう思てまっせ！（クレシダ、何か言いかけて、やめる）そやけどさ、何でサプリはあかんの？　あたしはバン、バーンと生きたいねん。あれするな、これ我慢せえ言われても、やる気出えへんねん。楽《たの》しゅうやりたいねん。お酒を節制しなさい言われても、意気が上がらへん。それよりは、調子のってお酒呑んだら、サプリメントでさっさと二日酔いを治して、仕事でも何でもしたらええのよ！

「難」に遭う

今郎　大阪のおばはんの鼻息には、かなわんなあ。それはともかく、楽しみながら健康を守れるのであれば、そのやり方は悪くない、とわしも思う。いつかマスターは、益軒さんの『楽訓《らくくん》』の話をしてくれたが、あれだろ、もともとは「楽」の字も、音楽を聴いて気分がウキウキするという意味だったらしいじゃないの？

およそ人の心に、天地《あめつち》よりうけ得たる太和《たいくわ》の元気あり。是《こ》れ人の生ける理なり。草木の発生してやまざるが如く、つねに我が心の内に、天機《てんき》のいきて和《やわら》ぎ悦べるいきほひの已《や》まざるものあり。之《こ》れを名づけて楽《たのしみ》と云ふ。是れ人の心の生理なれば、即ち是れ仁《じん》の理なり。只《た》だ賢者のみ此《こ》の楽あるにあらず、なべての人も皆これあり。されど学ばざれば、此の楽を知らず。

（貝原益軒『楽訓』）http://kindai.ndl.go.jp/info:ndljp/pid/754691

マスター　まあ、生活の潤いというんですかね、誰にでもそういうものは必要でしょう。気持ちの持ち方が健康に影響することは確かのようです。私も、突発性難聴になって針灸院《はりきゅう》に行ったとき、そこの先生に、「気持ちのいい」ことをしなさいと言われました。ただし、いくら酒が好きだからといって、大酒を飲むのはだめなんですよ！

今郎　楽しいことをしてたら、原因不明の障害も修復される、なんてな！

福子　あたし思うんやけど、何で「難病」いうんやろね。

今郎　原因が不明で、治療ができないからだろう。

福子　そんなん知ってるがな！　けどやな、もともと人生て、困難が多いものやろ？　昔から、「難」はぎょうさん転がってるがな。病気かて、医療が発達してへん昔は、治療なんかおぼつかへんでぇ〜。

クレシダ　ああ、なるほど、病気をどう認知するかという問題、「病の認識論」の話ですね。

福子　とにかくや、昔は困ったこと、自分でどうしようもないことがあったとき、神さんや仏さんにお祈りするとか、願掛けするしかなかったんと違う？　薬かて、おまじないに毛が生えたようなもんやろ？　それでも心理的な効果はあったんや！

マスター　ほら、そこの窓からお向かいの庭のナンテンの木が見えるでしょ？　ナンテンは「難を転ずる」といって、昔の人は珍重したんですよね。

クレシダ　現代を基準に、「非科学的」と批判するより〔今郎を見る〕、人々が困難をそのつどの工夫で切り抜けていった、そこを評価すべきだということですね。

福子　そら、「精《くわ》しさ」言うの？　ものごとに対処する態度のていねいさを、益軒さんたいせつにしてたて、いつかマスター言うとったやん？　人間て、神様やないんやから……。

クレシダ　人間という有限な存在の特徴を逆手に取る。そのときどきのものの見方に従った、知恵の出し方があるということですね。

福子　あんた、ほんまに日本語上手になったね。あたしよりむずかしい言葉、しゃべってるわ！

万《よろず》の事、皆わがちからをはかるべし。ちからの及ばざるを、しゐて〔無理をして〕、其《その》わざをなせば、気へりて病を生ず。分外〔力量にすぎたこと〕をつとむべからず。

〔巻第二・三一〕

凡《すべて》の事十分によからんことを求むれば〔完全無欠であろうとすると〕、わが心のわづらひとなりて楽《たのしみ》なし。禍《わざわい》も是《これ》よりおこる。又、人の我に十分によからん事〔最上につかえてくれること〕を求めて、人のたらざるをいかりとがむれば、心のわづらひとなる。又、日用の飲食、衣服、器物、家居、草木の品々も、皆美〔美しく非のないもの〕をこのむべからず。いさゝかよければ〔多少でも気にいったものであれば〕事たりぬ。十分によからん事を好むべからず。是《これ》皆、わが気を養なふ工夫なり。（巻第二・三六）

「中医」がまし

マスター（直前のやり取りがよく聞こえなかった様子）薬の話に戻しますと、『養生訓』でも、「偏《ひとえ》に助くれば、蔵気《ぞうき》不平にして病生ず」という唐代の医家の言葉を引いて（巻第七・二）……。

今郎　また、「気」かい。薬で身体の一部分を補おうとすると、「蔵気」が「不平」を言うって?

福子　「臓器」が不平を言うの?

マスター　いやいや、臓器でなくて「蔵気」、つまり内に蓄えられていた気というか、それが薬で「不平」、つまりアンバランスになってきて、かえって病気につながるということでしょう！

福子　（皮肉っぽく）元気がいちばんやね。マスター、さっきより元気出てきたのは、ええけどさあ、薬のこと、ちょっとけなし過ぎちがう？　あんたも、難聴を治そう思うて、きついステロイド系の薬、飲んだんちゃうの？　今郎さん、あんたかて、薬かサプリか、何か飲まはるやろな？

マスター　えっ（左耳に手を当てて）、「話し過ぎ」と言ったんですか、薬のことを？　いや、「けなし過ぎ」？　たしかに、もともと薬は嫌いだから、あのお医者を信用しなかったら、ステロイドをすなおに飲まなかったでしょうね。

今郎　益軒も医者だったよな。

マスター　そう、医者としての経験から、面白いことを述べています。もし名医がいないならば、むしろ「中医」、中くらいの医者のほうがましだ、というんです（巻第七・二）。

今郎　医者にレベルの違いがあるのは、現代も同じだと思うが……。

マスター　ええ、上中下の「三品《さんぴん》」がある、そう益軒さんは述べています。もちろん、現代ではなく、当時の日本の医者たちの話ですよ、中国医学の流れをくむ。「上医」は、病気の知識が深く、脈をとることができ、薬の使い方も知っている。病気を治療して社会に貢献する。その功績は宰相に次ぐ、と古来言われています。一方、「下医」はどうか？

福子　へたなくせして、金もうけには抜け目がない、とか？

マスター　〔手を左耳に上げかけて〕はあ……いえ、彼らは知識の裏づけなしに、やみくもに投薬したり、誤診したりする医者ですね。こんな医者、下医にかかって、やたらに薬を投与されるよりは、何もしないで自然治癒を待つほうがいい、と。

又、中医あり。病と脈と薬をしる事、上医に及ばずといへ共《ども》、薬は皆気の偏《へん》にして〔気をかたよらせるもので〕、妄《みだり》に用ゆべからざる事をしる。故に其《その》病に応ぜざる薬を与へず。……〔中医は〕病あれども、もし其病を明らかにわきまへず、その脈を詳《つまびらか》に〔的確に〕察せず、其《その》薬方を精《くわ》しく〔処方を正しく〕定めがたければ、慎んでみだりに薬を施さず。こゝを以《もって》病あれども治せざる

〔治療しないの〕は、中品の医なり。下医《かい》の妄に薬を用て人をあやまるにまされり。（巻第七・一）

クレシダ　何も治療をしないのが、「中医」だというのですか？

マスター　その病状がよく解明されていないならば、むやみに投薬しないという意味です。中医は、「知らざるを知らずとして」、慎重に病気に対処するのです。

クレシダ　自分のわからないことはわからない、と率直に認める……。ソクラテスの「無知の知」に似ていませんか？

近代医学の落とし穴――コレラ菌でコレラになるか

今郎　おやおや、あの哲人ソクラテスに比べられるとは、「中くらいの医者」もバカにできないのかな。しかし、そういう「待ち」の医療でほんとうにいいのかね？

マスター　「待ち」ですか……。益軒の時代は、「天命」という考え方を持っています。天の定めた寿命を越えて生きることはできない。だから、「死病は薬を用ひてもいきず」（巻第七・一）と益軒は述べていますね。どうせ死ぬと決まった重い病気には、薬は効かない。患者は生き延びられない、と。

今郎　医者のくせに、えらくあきらめが早いのお。それは、当時の医学の限界ってものだろうさ。現代医学なら、手術もできるし、よりピンポイントで効く薬もあり、副作用についてもよく研究されていて……。

クレシダ　それなんです。近代医学の「特定病因説」は、完全ではありません、と思います。

今郎　あ～？　特定の病院、いや病因か。

クレシダ　一つの病気には、それを生み出す原因、病因が必ず存在する。その原因を発見して対処すれば、病気を治療することができる。そういう信念というか……。

今郎　いや、それは当たり前じゃないかね。その発見があってこそ、医学は「科学」になれたわけだろう。

クレシダ　けれども、その病因、たとえばウイルスが体内にあるからといって、必ずしも病気になるわけではありません。

今郎　そりゃあ、免疫という、身体を保護する仕組みがあるからな。でも、「免疫」という現象自体も、医学の発見ではないのかね？

福子　体質の強い弱いは、昔から言うてたわな〜。風邪をひきやすい人、ほとんどひかへん人とか……。

クレシダ　特定病因説のきっかけとなったのは、ドイツの医学者コッホ（一八四三―一九一〇年）によるコレラ菌の発見です。ところが、コッホを論破するため、わざとコレラ菌を飲んで見せる学者が現れたのです！　ペッテンコーファー（一八一八―一九〇一年）という、当時著名な衛生学者でした（『思想としての「医学概論」――いま「いのち」とどう向き合うか』高草木光一編、岩波書店、二〇一三年）。

今郎　むちゃな！　コレラ菌を飲む⁉

クレシダ　はい、公開実験として、研究会の席上で弟子たちとともに、生きの良いコレラ菌を飲んでみせたのです。そして、二週間以内に自分たちがコレラを発症しなければ、自分たちの勝ち、コッホの負けだと挑戦したのです。

今郎　えらい実験だなあ。自分の身体《からだ》で人体実験をやったわけだ。きっと何人かはコレラになっただろう。

クレシダ　いいえ、結果は、ペッテンコーファーの勝ちでした。彼も弟子たちも、コレラにかからなかったのです。（福子、すっとんきょうな声を上げる）　にもかかわらず、この事件は医学の歴史ではほとんど顧みられず、コレラ菌の発見というコッホの業績は燦然《さんぜん》と輝き続けているのです。

マスター 医学だけでなく、科学全体がそうですよね。勝者の歴史。――それはわかるけど、クレシダさんがその話を持ち出した意図は？

クレシダ コレラを発症するかどうかは、コレラ菌が体内にあるかどうか、つまり特定病因説で説明できるものではありません。それに患者の体質要因と、環境がどうであるかという環境要因とが加わって、コレラになるかどうかが決まります。多重原因説が必要なのです。

福子 そやから、体質がたいせつで、そのためには養生がたいせつっちゅうことやな。医学、医学いうて、医者がでかい顔したらあかん、昔の人の知恵は案外バカにならんいうことやろ？

クレシダ まあ、それもですし、けっきょくは「病気って何なのか」ということですね。そして、私たちは病気にかからなければ健康なの？ 幸せなの？ という問題です。

マスター 医学の専門家がほんとうに「すこやかさ」のことを明らかにできるのか、

という問いでもありますね。

すこやかさとは——ナイチンゲール、ヴァイツゼッカー

クレシダ　そうですね……。医学の専門家ではないですが、私の友人の哲学者で、ナイチンゲール（一八二〇—一九一〇年）の『看護覚え書』で博士論文を書いた人がいます（大北全俊『あるがままを欲するということ——「注意深い観察」をめぐるナイチンゲールの思索』大阪大学博士学位論文、二〇〇四年度）。

今郎　ナイチンゲールって、近代看護の母と呼ばれた、あのイギリス人？

福子　哲学の人が看護について書くやなんて、変わってはるね。

クレシダ　そうですか？　私の友人がかかわっている、「臨床哲学」というタイプの哲学では珍しくないそうですよ。それで、ナイチンゲールによれば、私たちが「病気」だと思っても、それはどんな時期であれ、つねに「回復過程」なんだそうです。

今郎　病気からの回復ならわかるが、病気が回復とは、どういうことだい？　それに、どの病気の時期も回復過程というが、重体に陥っても「回復」なのかい？（首を振る）明らかにおかしいじゃないか。

クレシダ　あ～、その～、日本語で「氷山の一角」言いますか？　人間の身体や心のなかで目に見えない形で進行してきたプロセスが、あるとき、目に見える結果として出てきた……。その人がだんだん衰えたり、毒されたりしてきたそれまでの過程を、自然そのものが「癒《いや》そうと努力」したその結果として、病気が姿を現してきた……。ナイチンゲールはそのように考えているらしいです。

福子　自然が「癒そうと努力」する？　ちゅうことは、病気はええもんやいうことかいな？

クレシダ　（申し訳なさそうに）私もよくわかりませんが、ナイチンゲールがたいせつと思う「自然の立場」では、そうなるみたいです。病気が重くなって、人間は死んでしまうかもしれない。それでも、自然の立場からは、それは回復過程だ、と……。

マスター　（眉根を寄せて）病勢が募《つの》るのも、回復過程だ、と……。ふーむ、いわゆる「人命は地球より重い」式の考え方からすると、むちゃくちゃな話に聞こえますが、私には理解できるような気がします。人間はたしかに生き死にするのだけれど、じつはその個人が主人公ではなく、生き死にという現象の背後にあって、それを支える自然全体が主人公だ……。これは東洋でいうと、人間は「父母を本《もと》とし、天地を初《はじめ》とす」という、『養生訓』の冒頭の言葉とも響きあいます。春にも、この「父母」や「天地」のことにふれましたが（本書五一—五二頁）、おぼえてます？

今郎　個人の限界を超える「大きな力」に任せる……みたいなことを言いたいんだろう？　しかし、そんな東洋趣味では……。

クレシダ　あ〜、東洋とは限らないですよ、個人を超える生命力を認めるのは。ヴィクトール・フォン・ヴァイツゼッカー（一八八六—一九五七年）というドイツの医学者がいて、『ゲシュタルトクライス——知覚と運動の一元論』（木村敏・浜中淑彦訳、みすず書房、一九七五年）という本を書きました。彼はカント哲学にも関心が深く、若いときは、哲学の道に進むべきか真剣に悩みました。で、この人は、「生命それ自身は決して死なない。死ぬのはただ、個々の生きものだけである」と述べたのです。

今郎　生命それ自身は死なないって……。なんだ、生物個体は遺伝子の「乗り物」にすぎないとかいう、例の遺伝子中心主義か？

クレシダ　あ〜、遺伝子とかＤＮＡの至上主義ではないです。ヴァイツゼッカーは、個々の生きものを超える生命を主張する反面、生命についての科学に「主体」を導入するよう要求しているからです。

マスター　主体ですか……。科学は客観的でなければならない。そこにあえて「主体」を導入せよとは、哲学が科学に殴り込みをかけたみたいな印象です。

クレシダ　ノー、ノー、その主体ではありません。デカルトなどの近代自我や認識主体とは違います。ともかく「心的体験」ではないんですね。それぞれの有機体に、それぞれ固有の「主体」があるそうです。

生命あるものを研究するには、生命と関わりあわねばならぬ。……生命はどこかから出てくるものではなくて元来そこにあるものであり、新たに開始されるものではなくてもともと始まっているものである。生命に関するいかなる学問の始まりも、生命それ自体の始まりではない。むしろ学問というものは、問うということの目覚めと共に、生命のまっただなかで始まったものなのである。……

生命それ自身は決して死なない。死ぬのはただ、個々の生きものだけである。

（ヴァイツゼッカー『ゲシュタルトクライス』前掲書、三頁）

生命現象の主体とは

今郎　え～、それは反則だろう！　人間でない有機体、つまり理性を持たない動物、意識を持たない植物も、主体だっていうの？

クレシダ　ヴァイツゼッカーのいう「主体」に意識は必要ないのです。人間でも、たとえばペアを組んでダンスを踊っている二人の人を考えてください。二人は一つなのです。息が合って踊っているときは、一つの主体になっている。そんなふうに二つの生きものが「運動的交渉」に入って、融合しているときはいいのですが、いつまでも別々に分かれて二つのままであれば、それは「病気」だと言われます。

今郎　ふ～ん、主体ねえ……。少なくとも生命システムの観点から言うと、踊っているAさんとBさんが一緒になって、新しい「システム」をつくってる、と言えるかもしれないが。

クレシダ　あっ、そうですね。たしかにこの点ではシステム論にも近いかもしれません、ヴァイツゼッカーの生命理論は。

今郎　まあ、それはいいや。もともと、例のナイチンゲールから始まった疑問だったよね――病気とは何か、健康とは何か。ともかく病気はいやだな、わしは。近代医学で、科学的に治してほしい。

マスター　私もね、突発性難聴になって、切実に願いましたよ、治りたいって。そのために、ステロイド剤も飲んだし、かたわら針灸にも通った。

福子　そら涙ぐましいけどさ、何や節操ない気もするなあ。マスターは益軒さんの味方、ちゅうことは、針灸の味方やなかったんか？

マスター　（左耳に手を当てて）はあ？　まあ、いいじゃありませんか。ともかく、あれです、難病のときは、家族がありがたいです。支えてくれ、助言してくれる家族のありがたさが身にしみます。

今郎　「家族の支え」という観点は、益軒さんにはあるのかな？　一人で養生法を工夫し、黙々と節制している印象が強いが。『養生訓』には、そら飲食の注意だろ、それからセックスをし過ぎるなという指示もあった。排便や入浴の心得もあった。あ～と、薬は用心して使えという戒《いまし》めもあった。

福子　あん摩や針灸のやり方も書いてたんやなかった？

今郎　そうそう。そうした益軒のさまざまな養生の教え、養生「訓」は個人の自立に向けられているのであって、家族による世話は無用にする方向じゃないのかい？

マスター　そんなことはないですよ。彼はたしかに、健康や病気予防に向けて、読者を啓発しよう、個人の自覚を高めようとしていますが、その個人は孤立した、自己完結した存在ではないです。養生に家族や他人の援助が必要なことを、益軒はよく知っています。現に、病弱の妻を献身的にいたわって、彼女のために処方した薬の記録も残っています。彼が妻を長生きさせたと言われているぐらいで。

クレシダ　秋に私たちと話したO大学医学部の看護学生がいたでしょう。彼女が学習したという澤瀉久敬の『医学概論』に、私も興味を持ちました（本書一三七―一三八頁）。彼は、看護者の役割を重要視しています。医療は医師だけでできるものではない。「患者は休みなく苦痛に悩まされ、不安におののいている。その患者の精神的な悩みをやわらげ、身体的な看病を絶え間なく続ける者こそ看護人である。……患者、看護人、医師の三位一体においてのみ、治療は十分であると思われる」（『医学概論』第三部）と述べています。そして、「看護人」には、病院の看護師さんたちだけでなく、患者の家族も入るのですよ。

マスター　しかし、あれですね、病気になってはじめてわかることって、ありますね。自分の不調を内側から観察し、いうならば味わう。それと合わせて、自分の病気に対する周囲の人々の反応や、医者の対応についてあれこれ観察して、それを〈楽しむ〉。そんな境地があるのじゃないか……。

クレシダ　病気を楽しむんですか？　益軒は、病気を敵襲に喩《たと》え、養生をそれに対する守りの構えに喩えて、病気を水際ではね返そうとした（巻第一・二〇）。そうじゃないんですか？

マスター　たしかに、益軒の態度はそうです。でも、じっさいには無病息災はむずかしく、一病息災って言うでしょ？　いまの私もそうですが、あれのほうが現実的で、心構えとして合理的ですよね。病に迫られつつも、そのせめぎ合いの状態を自覚して、〈楽しむ〉。

> 外敵にかつには、畏《い》の字を用て〔「畏《おそ》れ」をモットーとして〕早くふせぐべし。たとへば城中にこもり、四面に敵をうけて、ゆだんなく敵をふせぎ、城をかたく保《たもつ》が如くなるべし。風寒暑湿にあはゞ、おそれて早くふせぎしりぞくべし。……久しく風寒にあたるべからず。凡是《およそこれ》外敵をふせぐ兵法なり。
>
> （巻第一・二〇）

医者半分、ユタ半分——多様であってよい?

クレシダ　人間は弱いけど強い、自分の弱さを心得ているところが強い。パスカルの「人間は考える葦」という思想を思い出しますね。「弱さの力」という表現を使う哲学者もいるみたいです。

今郎　まあ、養生が自己管理の強迫になってしまったら、逆効果だろうからな。最近亡くなったアーティストも、「病気はチャンスだ」と書いていたらしいじゃないか。病気をくぐり抜けた人の話は味がある、とか言って。

クレシダ　養生は自分ひとりの問題ではないですね。医者に任せきりにするものでもないでしょう。それで思い出すのは、「医者半分、ユタ半分」という沖縄の言葉です。

福子　ユタって、巫女《みこ》さんみたいな、あれ?

クレシダ　沖縄の人たちは、病気のときはもちろん病院に行くけど、医師も首をかしげる原因不明の病気などであれば、ユタのところに行って助言をもらったり、ヒヌカンという火の神に祈ったりする習慣があるらしいです。だから、医者半分、ユタ半分。それで、マスターのことを思い出すんです。マスターは、難聴になって、耳鼻科に行きました。同時に針灸にも行きました。これは医者半分、ユタ半分に近いです。一つの解決法だけにすがるのではなく、状況によって、多様な治療文化を使い分けてもいいのではありませんか？

今郎　多様性の勧めってことかい。それにしても、ユタってやっぱり迷信くさくないか？「わらをもつかむ」とか、「鰯の頭も信心から」とか、そういう迷信がらみの言い回しをほうふつとさせる。大切な自分の身体を迷信に任せるのか？　わしは、釈然とせんな。

クレシダ　大切な自分の身体だからこそ、だと思います。体調不良とか、不定愁訴《ふていしゅうそ》とか、本人は真剣に悩んでいるのに、他の人には理解してもらえない、医者も取り合ってくれない健康問題って、たくさんあります。

今郎　あ〜、それはそうかもしれないが、医学的根拠のない訴えは……。

マスター　たんに主観的で、医者が相手にしないのは当然だとおっしゃるんですか？　私の耳のことですが、突発性難聴になって以来、左耳にずっと耳鳴りがしてるんです。耳鳴りって、他の人には聞こえないでしょ。もう慣れましたけど、自分の悩みを「気のせい」だと一蹴《いっしゅう》されるのは、つらい。「だって、聞こえているんだよ！　私にとって疑いようのないリアリティなんだよ！」と叫びたい。耳の不調や障害って、他の人には「見えない」んですよね。

クレシダ　その不可視性の責任を誰が持つのでしょうか？　医療制度は、制度ですから、おおざっぱです。医学だって、実証性とか再現性とか言って、自分たちのわからない現象は、まるで存在しないかのように扱っている。しかし、医学・医療にできないことはいろいろあるし、けっして万能ではありません。良心的なお医者さんなら、誰でもわかっていることです。

福子　お医者さんかて、人の子やもんね。そやけど、何がかなわんて、病院に行って待合室で長いこと待たされるの、ほんまかなわんわ。室内ならまだええ。こないだは、おかあちゃんの循環器内科の順番とりに朝から並んで、まだ受け付けが始まる前やから、外の凍《い》てつくとこで待たされて、ほんま涙出たわ。

マスター　多くの検査もそうですよね。レントゲン検査はわざわざ放射線を浴びさせるわけで、まったく健康に影響がないと断言できるのか。あと、絶食。何時間も絶食して、空腹状態で検査を受けさせる。日常のリズムをわざわざ崩して、不自然な状態をつくり出さないと検査ができないというのは、どんなものでしょう。

クレシダ　それは、いわゆるコストとベネフィットの問題になるでしょう。検査によるマイナス面、たとえば費用や損害があったとして、それとプラス面、そこから受ける利益とを比較し、プラスが多いと思えば、検査してもらえばいいわけです。

静かに、しかし揺るぎやまぬように――心の安定ということ

マスター　どんな医療制度のもとであれ、どんな治療文化に頼るにせよ、当人のセルフケア、つまり養生は大前提になります。そして、養生の基本は心の持ち方でしょう。益軒も言ってますね、身体《からだ》の主人である「心」を安静にしておきなさい、と。その勧めは、身体は心の「下僕」なので、どんどん労働させなさいという戒めと、対になっています。「心は身の主也、しづかにして安からしむべし。身は心のやっこなり、うごかして労せしむべし」（巻第一・一四）。

福子　身体が何で「下僕」なんやろ？　けど、身体を動かしたほうが健康にええのは事実や。それが、精神衛生に効くいうことやろ。

マスター　それがほんとうのすこやかさの入り口にもなる。たしかに年を取れば病

気も出やすくなるけれども、逆に若さゆえの不安定さもあるんですね。心身の道具は、新しければいいというものじゃない。益軒は、五〇歳に達しない人は信用していないんです。「人生五十にいたらざれば、血気いまだ定らず。知恵いまだ開けず、古今にうとくして、世変になれず」（巻第一・一九）。五〇歳にならない人は、「血気」がまだ不安定で、知恵も未開発である。古今の知識にうとく、世の中の変化というものにも通じていない、と。——実はかくいう私も、まだ五〇になっていない、若僧なんですがね。

福子　その若僧が、難聴にはなってはるでぇ〜。

マスター　腰痛にもなっていますよ（笑）。

クレシダ　さっきの「心を静か」にという話ですが、ふつうにただ「安静」にすることとは違って、もっと哲学的な理由を持っているみたいです。昔の中国で、儒教が唱えた道徳修養のやり方なんですが、天の与える「本来未発の状態」、すなわち静に近づくという発想があります。

今郎　「本来未発」？　まだ何も生じてない、宇宙のおおもとに返るということ？それはいかにも儒教くさいりくつだね。形而上学というのかな。それがはたして健康につながるか、疑問だね。同じ東洋なら、わしは宮本武蔵のほうが、実践的で、さっぱりして、好きだな。

クレシダ　私も合気道をやっているので、宮本武蔵（一五八四？―一六四五年）の武道論には関心があります。『五輪書《ごりんのしょ》』ですね。

今郎　そのとおり。格闘技における身の運び、心の持ち方、武具の使い方を、きわめて具体的な言葉で説明している。あの筋肉感覚あふれる記述は、ちょっと比べるものがないな。武士のやることを、大工の仕事に喩《たと》えているのも、面白いね。彼は「統領」とも言ってるが。

マスター　では、武蔵のほうが、益軒より上である、と？　そりゃあ、剣豪・武蔵のほうが、著述家の貝原益軒より華々しく、知名度は高いでしょうが。でも、「心」の安定を重視する点で、二人は共通していると思います。

常にも、兵法の時にも、少しもかはらずして、心をひろく直《すぐ》にして、きつくひつぱらず〔緊張し過ぎることなく〕、少しもたるまず、心のかたよらぬやうに、心をまん中におきて、心を静かにゆるがせて、其《その》ゆるぎのせつなも、ゆるぎやまぬやうに、能々《よくよく》吟味すべし。

（宮本武蔵『五輪書』水之巻、渡辺一郎校注、岩波文庫、一九四二年、四三頁）

今郎　そういえば、武蔵は、「どんな些細なことでも手を抜くな」みたいなことも言っていて、これは益軒の「精《くわ》しさ」というやつと似ているかもね。それで、さっきの「心を静か」にという話だが、『五輪書』の「水《すい》の巻」では、「心を静かにゆるがせ」なさいと述べている。「静なる時も心は静かならず」とも言っている。

クレシダ　矛盾しているように聞こえます。「心」は動き続けているのですね。それでいて、その人は全体として「静か」さを保っている、と。

今郎　そう、「心を水《すい》にして」という。また、武蔵は「ゆるぐ」ということを強調している。「心を静かにゆるがせて、其《その》ゆるぎのせつなも、ゆるぎやまぬやうに、能々《よくよく》吟味すべし」、というわけだ。

福子　はあ、そのせつなが、何やて？

マスター　ごくわずかの瞬間でも、その動き、「ゆるぎ」が止まってしまわないよう、心を静かに動かし続けなさい、というわけですね。

今郎　武蔵は「いつく」（居着く）こと、同一の状態や価値を固定して、柔軟性を失うことを、嫌っているんだ。

福子　「居着く」て、まるで居候《いそうろう》がひとところに根を生《は》やすみたいやね。せやけど、なんぼ武蔵が剣豪か知らんけど、しょせん人殺し稼業やないの？　益軒先生の養生論とは、まるで方向が逆やないか？　生かすのやなく、殺すんやろ？

今郎　いや、武蔵は兵法をきわめるだけでなく、その「眼」を芸道にも持ち込んだ達人なんだよ。「一事は万事に通ず」と言うじゃないか。でなければ、「道」など唱えないさ。

天地の道は、その自《よ》る所を原《たず》ぬるに、その初め両儀《りょうぎ》〔陰陽〕溟涬《めいけい》〔天地のまだ分かれないさま〕して未だ開けず、一気渾沌として未だ分れず。これ至理〔至極の道理〕の会する所にして、陰陽の象《しょう》〔かたち〕、未だ著《あらわ》れず。これを名《なづ》けて太極となす。太とは太上《たいじょう》〔最上〕の謂《いい》、極とは至極の名なり。太極はこれ、この道の本源、万物の根柢となす。凡《およ》そ天下の事物は、これより尊きはなし。得て名《なづ》くべからず。故にこれを名けて太極となすは、むべなり。〔渾沌の〕

一気動いて運転〔運動〕する、これを名けて陽となす。これ太極の動なり。動いて後静かに、静かにして凝聚《ぎょうしゅう》す、これを名けて陰となす。これ太極の静なり。静にして後また動き、一動一静、循環して息《や》まざるは、これ陰陽なるもの、一気の動静によつて分るるにて、二気あるにあらざるなり〔陽の気と陰の気と別々にあるのではない〕。……

それ天地の間は、すべてこれ一気にして、その動静を以てすればこれを称して陰陽となし、その生生息《や》まざるの徳、これを生と謂《い》ふ。故に易〔『易経』〕に曰く、「天地の大徳を生と曰ふ」と。その流行を以て、一は陰となり、一は陽となる、これを道と謂ふ。その条理ありて乱れざるを以て、又これを理と謂ふ。指す所同じからざるによりて、姑《しばら》くその名を異にすといへども、然《しか》もその実〔内実〕は、みな一物のみ。ここを以て陰陽流行して純正なるものは、即ちこれ道なり。故に理と気とは決《かなら》ずこれ一物にして、分つて二物となすべからず。

〔貝原益軒『大疑録』巻之下八一、荒木見悟・井上忠校注、日本思想大系三四、岩波書店、一九七〇年、五五―五七頁〕

エピローグ　楽しみと「すこやかさ」と

身命と私慾との軽重をよくおもんぱかりて〔考慮して〕、日々に一日を慎しみ、私欲の危《あやうき》をおそるゝ事、深き淵にのぞむが如く、薄き氷をふむが如くならば、命ながくして、つひに殃《わざわい》なかるべし。豈《あに》楽まざるべけんや〔ともかく人生は、楽しむべきである〕。命みじかければ、天下四海の富を得ても益なし。財《たから》の山を前につんでも用なし。然《しか》れば道にしたがひ身をたもちて、長命なるほど大なる福《さいわい》なし。

（巻第一・二）

マスター　あ、雪が落ちてきましたね、冷えてきたと思ったら。（一同、窓の外を見る）

クレシダ　今日は立春です。いちおう「春の雪」ということになります。

福子　雪……。あたしたちが雪に見とれてしまうのはなぜなんやろうね。生活のしんどさとか、身体の不調とか、一瞬忘れて……。

マスター　また益軒を持ち出して恐縮ですが、やはり真の「楽」を求める本能じゃないですかね。

クレシダ　（立ち上がる）そろそろ帰って、空手のけいこに行かなければなりません。

福子　私も帰って、夕食の支度でもするか。知っとる？　家事は運動になるんやで！

マスター　「心は楽しむべし……、身は労すべし」（巻第二・九）と言われているとおり、身体《からだ》を動かすのはいいことですね。それに、家事時間の減少が、いまの肥満や糖尿病の増加につながっているのは確からしいです。けど、掃除や洗濯が運動の代わりにはならないでしょう。

福子　（レシートを振り回しながら）へあ〜、マスターは政府の回し者かい！　だいたい、養生やの、セルフケアやの、叫んでんのは、医療費削減をねらう政府の陰謀に乗せられてるんやで。

今郎　（あくびをする）さあて、わしも帰って、「酒は微酔《びすい》」（巻第二・四〇）でいくかな。何しろ、「酒は天の美禄《びろく》」（巻第四・四四）と、益軒さんも認めていることだし。

マスター　都合のいいところだけおぼえて……。酒は少し飲めば、「陽気を助け、血気をやはらげ、食気をめぐらし、愁を去」る（同）から益があるんですよね。「多くのめば又よく人を害する」と、くぎを刺されていることを、忘れずに！

今郎　いや、わしも年だからな、益軒さんの言う「心にもとよりある楽《たのしみ》を楽しみ」（巻第八・二三）という境地に遊びたいわけだよ。

マスター　（耳をもみながら苦笑して）益軒さんが言ってるのは、四季とか自然の風物を楽しむことだと思いますがね。ともかく、またみなさんと会って、養生の話に花を咲かせたいですね。それまでごきげんよう！

養生訓問答　——ほんとうの「すこやかさ」とは

2015年３月20日　第１刷発行

著　者　中岡成文《なかおかなりふみ》

発行者　中川和夫

発行所　株式会社 ぷねうま舎
〒162-0805　東京都新宿区矢来町122　第2矢来ビル3F
電話　03-5228-5842　　ファックス　03-5228-5843
http://www.pneumasha.com

組　版　わひこ庵

印刷・製本　株式会社 ディグ

ISBN978-4-906791-43-9　　Printed in Japan